Behandlungsfehler

Häufigste Fehldiagnosen bei Knie- und Hüftgelenksarthrosen, Oberschenkelfrakturen und Bandscheibenschäden

AF216560

Jede Stunde sterben dreihundert Menschen wegen fehlerhafter Behandlung.

Wo treten besonders viele Behandlungsfehler auf?

Sind sie Privat oder gesetzlich Versichert?

Ein grober Behandlungsfehler wird von der Rechtsprechung angenommen, wenn:

„[...]der Arzt eindeutig gegen bewährte ärztliche Behandlungsregeln oder gesicherte medizinische Erkenntnisse verstoßen und einen Fehler begangen hat, der aus objektiver Sicht nicht mehr verständlich erscheint, weil er einem Arzt schlechterdings nicht unterlaufen darf"

– Fortführung von BGH, Urteil vom 11. Juni 1996

Heinz Duthel

BEHANDLUNGSFEHLER

Jede Stunde sterben dreihundert Menschen wegen fehlerhafter Behandlung.

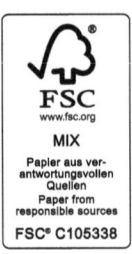

Bibliografische Information der Deutschen Nationalbibliothek:
Die Deutsche Nationalbibliothek verzeichnet diese Publikation in der Deutschen Nationalbibliografie; detaillierte bibliografische Daten sind im Internet über http://dnb.dnb.de abrufbar.

Lektorat: Duthel.info
Korrektorat: Edu: Duthel.info

Herstellung und Verlag: BoD – Books on Demand, Norderstedt

ISBN: 9783749486564

"Auch Ärzte machen mal was falsch"

Häufigste Fehldiagnosen bei Knie- und Hüftgelenksarthrosen, Oberschenkelfrakturen und Bandscheibenschäden

Jede Stunde….

Jede Stunde sterben dreihundert Menschen wegen fehlerhafter Behandlung.

Wo treten besonders viele Behandlungsfehler auf?

Sind sie Privat oder gesetzlich Versichert?

Ein grober Behandlungsfehler wird von der Rechtsprechung angenommen, wenn:

„[…]der Arzt eindeutig gegen bewährte ärztliche Behandlungsregeln oder gesicherte medizinische Erkenntnisse verstoßen und einen Fehler begangen hat, der aus objektiver Sicht nicht mehr verständlich erscheint, weil er einem Arzt schlechterdings nicht unterlaufen darf"

– Fortführung von BGH, Urteil vom 11. Juni 1996

Ein Behandlungsfehler liegt vor, wenn eine medizinische Behandlung nicht nach den zum Zeitpunkt der Behandlung bestehenden, allgemein anerkannten fachlichen Standards erfolgt, soweit nicht etwas anderes vereinbart ist (§ 280 Abs. 1 BGB, § 630a Abs. 2 BGB).

Ein Behandlungsfehler ist als grob zu bewerten, wenn der Arzt bzw. Psychotherapeut eindeutig gegen bewährte ärztliche oder psychotherapeutische Behandlungsregeln oder gesicherte medizinische Erkenntnisse verstoßen und einen Fehler begangen hat, der aus objektiver Sicht nicht mehr verständlich erscheint, weil er einem Arzt oder Psychotherapeuten schlechterdings nicht unterlaufen darf.

Gesicherte medizinische Erkenntnisse sind dabei nicht nur die Erkenntnisse, die Eingang in Leitlinien, Richtlinien oder anderweitige ausdrückliche Handlungsanweisungen gefunden haben. Hierzu zählen vielmehr auch die elementaren medizinischen Grundregeln, die im jeweiligen Fachgebiet vorausgesetzt werden.

Behandlungsfehler können aus einem Tun oder aus einem Unterlassen resultieren. Sie können zur Folge haben, dass der Behandelnde zivil-, ordnungs- oder strafrechtlich haften muss.

Informierung des Patienten

Im Fall eines Behandlungsfehlers ist der Patient von dem Behandelnden darüber auf Nachfrage oder zur Abwendung gesundheitlicher Gefahren zu informieren. In Deutschland wird diese Informationspflicht nunmehr in § 630c Abs. 2 Satz 2 BGB geregelt. Das Aktionsbündnis Patientensicherheit hat hierzu eine Broschüre herausgegeben, die Ärzten und Pflegepersonal die Ängste und Unsicherheiten in puncto Information überwinden helfen soll. Dort heißt es:

„Bei unerwünschten Ereignissen und Behandlungsfehlern sind eine gute Kommunikation und ein professioneller Umgang mit den Betroffenen und Beteiligten ethisch geboten. Dies ist Kernbestandteil einer fortschrittlichen Sicherheitskultur. Patienten und Angehörige sowie beteiligte Mitarbeiter erwarten zu Recht ein ehrliches, faires, auf Schadensbegrenzung und künftige Schadensverhütung gerichtetes Handeln der Verantwortlichen.“

Wikipedia

Verdacht auf Behandlungsfehler: Das müssen Sie wissen

Patienten, die nach einer ärztlichen Behandlung Zweifel haben, ob der Eingriff nach den Regeln der ärztlichen Kunst wirklich einwandfrei war, können sich bei ihrer Krankenkassen Unterstützung holen.

Das Wichtigste in Kürze:

Bei einem Verdacht auf einen Behandlungsfehler sollen gesetzlichen Krankenkassen Ihre Versicherten unterstützen.
Ihre Krankenkasse hilft Ihnen , wenn der Schaden im Rahmen einer Kassenleistung entstanden und noch nicht verjährt ist.
Die Krankenkasse kann den Medizinischen Dienst (MDK) mit einem Gutachten beauftragen.
Bei einem Verdacht auf einen Behandlungsfehler können Sie sich auch an die Gutachterkommissionen für Behandlungsfehler der Landesärztekammern wenden.

Wenn Mediziner Fehler machen und dies zu einer Schädigung ihrer Patienten führt, stehen Ihnen möglicherweise Schadensersatz und Schmerzensgeld zu. Hierzu müssen Sie einen

Behandlungsfehler zunächst beweisen und belegen, dass Sie durch diesen Fehler einen Schaden erlitten haben. Dazu müssen als ein erster Schritt die vollständigen Krankenunterlagen von allen behandelnden Ärzten angefordert und überprüft werden. Sie haben das Recht, jederzeit Ihre Patientenakte einzusehen.

Damit Sie den Behandlungsfehler nachweisen können, muss in der Regel ein medizinisches Sachverständigengutachten eingeholt werden.

Helfen können Ihnen hierbei Ihre Krankenkasse und die Gutachterkommissionen oder Schlichtungsstellen der Landesärztekammern

Unterstützung durch die Krankenkasse:

Schritt 1: Kontaktieren Sie Ihre Krankenkasse

Schildern Sie bei einem ersten Gespräch zunächst ausführlich Ihren Fall und Ihre Beschwerden. Bei diesem Erstgespräch informiert der zuständige Mitarbeiter Sie über ihre Patientenrechte, die konkrete Unterstützung durch die Krankenkasse sowie den weiteren Ablauf der Beratung. Hilfreich ist es ein schriftliches Gedächtnisprotokoll vom Behandlungsverlauf anzufertigen.

Schritt 2: Beurteilung des bisherigen Krankheitsverlaufs

Die Krankenkasse kann Ihre vorgelegten Informationen daraufhin überprüfen, ob sie vollständig und plausibel sind. Darüber hinaus haben die Krankenkassen die Möglichkeit, weitere Daten zum Versorgungsgeschehen heranzuziehen, die bereits wichtige Indizien für einen Behandlungsfehler liefern können - etwa wenn Sie nach einem Routine-Eingriff in ein Spezialkrankenhaus verlegt worden ist. Außerdem können die Krankenkassen Behandlungsunterlagen sowie Untersuchungsbefunde, Röntgenaufnahmen oder weiteres Bildmaterial von Ärzten und Krankenhäusern für eine Beurteilung anfordern. Sie müssen dazu Ihrer Krankenkasse eine Schweigepflicht-Entbindungserklärung unterschreiben.

Dieses Vorgehen kann Sie als Ratsuchenden entlasten, da Sie sich dann nicht mehr selbst um die Akteneinsicht bei Ärzten und Krankenhäusern kümmern müssen.

Schritt 3: Gutachten des Medizinischen Dienst der Krankenversicherung(MDK)

Bei einem begründeten Verdacht auf einen Behandlungsfehler, kann die Krankenkasse den Medizinischen Dienst (MDK) mit einem Gutachten beauftragen. Das Gutachten ist kostenfrei. Der MDK beurteilt, ob bei den Krankenversicherten ein gesundheitlicher Schaden vorliegt und ob ein Behandlungsfehler hierfür als Ursache in Frage kommt. Das Gutachten dient Ihnen dann als fachliche Grundlage für eine weitere gerichtliche oder außergerichtliche Klärung.

Schritt 4: Abschließende Stellungnahme der Kasse

Am Ende der Analyse sollte die Krankenkasse alle vorliegenden Unterlagen abschließend bewerten. Auch wenn die Krankenkasse kein Gutachten durch den MDK erstellen lässt, sollten Sie auf eine schriftliche Stellungnahme zu Ihrem Anliegen bestehen.

In dem Schreiben sollte die Kasse verständlich erklären, welche Fakten ihr vorliegen, welche Schlüsse daraus gezogen werden können und welche weiteren Schritte daraus folgen. Kommt das Gutachten zum Ergebnis,dass ein Behandlungsfehler nicht vorliegt, sollte erläutert werden , warum kein Behandlungsfehler vorliegt oder warum von einer Fortführung des Anliegens abgeraten wird.

Noch offene Fragen können Sie am besten in einem abschließenden Gespräch mit dem betreuenden Mitarbeiter klären. Stellt eine Krankenkasse nach eingehender Prüfung der Fakten jedoch einen Behandlungsfehler fest, sollten Sie spätestens dann zur Durchsetzung ihrer Schadenersatzansprüche einen Fachanwalt für Medizinrecht hinzuziehen.

Wichtig zu wissen: Beachten Sie auf jeden Fall die Verjährungsfrist!

Ansprüche aus Behandlungsfehlern verjähren nach drei Jahren. Die Frist beginnt mit dem Ende des Jahres, in dem der Anspruch entstanden ist. Grundsätzlich ist dabei entscheidend, wann Sie Kenntnis über den Fehler und dessen Verursacher hatten.

Schlichtungsverfahren der
Landeszahnärztekammern

Bei Verdacht auf Behandlungsfehler wenden Sie sich an die Schlichtungsstellen der Zahnärztekammern. Wann und wo Sie sich an eine Schlichtungsstelle wenden können, welche

Kosten auf Sie zukommen und wie das Verfahren abläuft, haben wir hier für Sie zusammengefasst.

Patientenschutz stärken

Sie vermuten, Ihrem Arzt oder Ihrer Ärztin ist ein Fehler in der Behandlung unterlaufen? Die Krankenkassen und Medizinischen Dienste der Krankenversicherung (MDK) unterstützen die Patientinnen und Patienten bei der Klärung eines Behandlungsfehlerverdachtes.

Behandlungsfehler: Wie der MDK hilft

Fehler können jedem passieren – auch Ärzten. Besteht der Verdacht auf einen Behandlungsfehler, kann Ihre Krankenkasse den MDK damit beauftragen, für Sie ein medizinisches Gutachten erstellen zu lassen.
Wann liegt ein Behandlungsfehler vor?

Von einem Behandlungsfehler spricht man, wenn eine ärztliche, zahnärztliche, pflegerische oder sonstige medizinische Behandlung nicht angemessen, nicht sorgfältig, nicht richtig oder nicht zeitgerecht durchgeführt wird. Das ist beispielsweise der Fall, wenn

die Behandlung nicht nach den anerkannten Regeln der medizinischen Wissenschaft erfolgt, eine gebotene Behandlung unterbleibt oder zu spät begonnen wird,

eine Diagnose trotz klarer Anzeichen nicht gestellt wird, ein Patient unzureichend über die Behandlung aufgeklärt wird.

An wen kann ich mich wenden, wenn ich einen Behandlungsfehler vermute?

Suchen Sie zunächst das persönliche Gespräch mit Ihrem behandelnden Arzt. Wenn Ihre Bedenken dabei nicht ausgeräumt werden, können Sie sich an Ihre Krankenkasse wenden. Wenn es um vermutete Fehler bei der Pflege durch einen Pflegedienst oder ein Pflegeheim geht, ist Ihre Pflegekasse der richtige Ansprechpartner.

Die gesetzlichen Krankenkassen und die Pflegekassen sind verpflichtet, Patienten zu unterstützen, wenn der Verdacht eines Behandlungsfehlers besteht. Die Kassen können den Medizinischen Dienst der Krankenversicherung damit beauftragen, den Sachverhalt zu prüfen. Der MDK Nordrhein verfügt über ein Team von Fachleuten, die auf die Begutachtung von vermuteten Behandlungsfehlern spezialisiert sind.

Welche Unterlagen sind nötig, um den Verdacht auf einen Behandlungsfehler zu prüfen?

Medizinische Unterlagen

Um den Behandlungsprozess möglichst genau nachvollziehen zu können, müssen die Behandlungsunterlagen vorliegen – je vollständiger, desto besser. Dazu gehören zum Beispiel Arztbriefe, Operationsberichte, Röntgenbilder, Laborwerte oder Patientenakten. Als Patient haben Sie ein Recht darauf, alle Unterlagen, die mit Ihrer Behandlung zu tun haben, einzusehen.

Erklärung über die Entbindung der Schweigepflicht

Ihre Krankenkasse unterstützt Sie dabei, die entsprechenden Unterlagen zu beschaffen. Damit die Kasse in Ihrem Auftrag Dokumente und Informationen anfordern kann, müssen Sie die Ärzte, die Sie behandelt haben, von der Schweigepflicht entbinden. Andernfalls dürfen diese keine Auskunft geben. Einen Vordruck für die Erklärung erhalten Sie in der Regel bei Ihrer Krankenkasse.

Gedächtnisprotokoll

Als Ergänzung zu den Behandlungsunterlagen sollten Sie ein Gedächtnisprotokoll erstellen, in dem Sie möglichst detailliert den Behandlungsablauf beschreiben: Wer hat wann und wo was gemacht? Erläutern Sie auch, an welcher Stelle der Behandlung Sie einen Behandlungsfehler vermuten und aus welchem Grund. Das Protokoll sollte auch die Namen der behandelnden Ärzte enthalten und mögliche Zeugen benennen.

Hier eine Checkliste für das Gedächtnisprotokoll

Wie geht der MDK vor, wenn der Verdacht auf einen Behandlungsfehler besteht?

Wenn Sie vermuten, dass bei Ihrer Behandlung ein Fehler passiert ist, informieren Sie Ihre Krankenkasse. Die Kasse kann den MDK Nordrhein damit beauftragen, den Verdacht auf einen Behandlungsfehler zu prüfen. Dafür werten die MDK-Fachleute Ihre Krankenunterlagen und das Gedächtnisprotokoll aus, das Sie über den Behandlungsverlauf verfasst haben. Zur Beurteilung des Sachverhalts ziehen sie außerdem medizinische Leitlinien und andere wissenschaftliche Quellen heran, die den aktuellen

Stand der Medizin zum Zeitpunkt der Behandlung wiedergeben.

Die Ärztinnen und Ärzte des MDK Nordrhein prüfen, ob der Verdacht auf einen Behandlungsfehler begründet ist. Liegt ein Behandlungsfehler vor, untersuchen die Gutachter, ob Sie einen gesundheitlichen Schaden erlitten haben und ob dieser Schaden durch den Behandlungsfehler verursacht wurde. Nur in diesem Fall haben Schadensersatzforderungen Aussicht auf Erfolg. Dieses Gutachten ist für Sie kostenlos.

Behandlungsfehler

Unter dem Begriff Behandlungsfehler werden verschiedene Formen ärztlichen Fehlverhaltens zusammengefasst. Ein Behandlungsfehler liegt vor, wenn ein Zahnarzt oder Arzt oder ein Krankenhausträger seine Aufklärungspflicht verletzt. Ein Behandlungsfehler kann im Unterlassen liegen, wenn ein Eingriff geboten gewesen wäre, aber auch, wenn der Arzt einen Eingriff vornimmt, der medizinisch nicht notwendig (indiziert) ist oder der Eingriff nicht "lege artis" erfolgt, also nicht nach den Regeln der ärztlichen Kunst vorgenommen wird. Bei der letzten Fallgruppe unterscheidet man je nach den Stufen der Behandlung Diagnose-, Indikations-, Therapie- und Nachsorgefehler sowie Fehler bei der Verordnung von Arzneimitteln, beim Einsatz medizinisch-technischer Geräte und die Nichtbehandlung.

Um Schadenersatzansprüche durchzusetzen, können Patienten zunächst außergerichtlich und kostenfrei die Schlichtungsstellen der Ärztekammern anrufen. Hier wie im Klageverfahren vor den zuständigen Zivilgerichten gilt, dass grundsätzlich die Patienten den Behandlungsfehler, dessen Kausalität für den

Schaden und das Verschulden des Arztes beweisen müssen.

Allerdings hat die Rechtsprechung angesichts der Nachweisprobleme Beweiserleichterungen bis hin zur Beweislastumkehr eingeführt, so zum Beispiel bei grob fehlerhaftem ärztlichen Handeln, bei Verstößen gegen Dokumentationspflichten sowie bei Klagen aufgrund von Aufklärungspflichtverletzungen. Ergänzend ist das Zivilgericht im Arzthaftungsprozess von Amts wegen verpflichtet, den Sachverhalt aufzuklären. Durch diesen sogenannten Untersuchungsgrundsatz soll das Wissens- und Informationsgefälle zwischen Arzt und Patient minimiert werden.

Krankenkassen können seit der GKV-Gesundheitsreform 2008 nach eigenem Ermessen Versicherte bei Behandlungsfehlern unterstützen, um deren Patientenrechte durchzusetzen. Die Krankenkassen haben hierfür eine bundesweite Zusammenarbeit mit dem Medizinischen Dienst der Krankenversicherung, insbesondere durch medizinische Gutachten, vereinbart. Sofern die Krankenkasse selbst Leistungen erbracht hat, gehen Ersatzansprüche der Versicherten teilweise auf sie über (Regress).

Mit dem GKV-Modernisierungsgesetz hat jeder Patient das Recht auf eine Patientenquittung erhalten, auf der alle Behandlungsschritte dokumentiert werden. Dies soll dazu beitragen, Behandlungsfehler zu vermeiden. Patienten können sich zur weiteren Information auch an den Patientenbeauftragten der Bundesregierung wenden.

Der Sachverständigenrat zur Begutachtung der Entwicklung im Gesundheitswesen hat 2007 festgestellt, dass pro Jahr allein im Krankenhausbereich mit fünf bis zehn Prozent unerwünschter Ereignisse, zwei bis vier Prozent Schäden, einem Prozent Behandlungsfehler und 0,1 Prozent Todesfällen, die auf Fehler zurückgehen, zu rechnen ist.

§ 66 SGB V

Schlichtungsstellen der Landeszahnärztekammern

Wenn Patienten Probleme mit dem Zahnarzt haben, können die Schlichtungsstellen der Landeszahnärztekammern helfen eine außergerichtliche Einigung zu finden. Aber Kosten und Erreichbarkeit sind unterschiedlich. Hier ein Vergleich.

Das Wichtigste in Kürze:

Schlichtungsstellen dienen der außergerichtlichen Einigung bei Streitfällen zwischen Arzt und Patient.

Eine Schlichtung muss immer in dem Bundesland beantragt werden, in dem die zahnärztliche Leistung erbracht wurde.

Die Schlichtung ist nicht in jedem Bundesland kostenlos.

Die einzelnen Informationen zu den Schlichtungsverfahren sind für Patienten oft nur schwer auffindbar.

Wann sollte ich mich an eine Schlichtungsstelle wenden?

Nicht jede zahnärztliche Behandlung verläuft ohne Probleme. Gründe dafür können mögliche Behandlungsfehler und deren Folgen sein, oft aber auch Unstimmigkeiten über die Kosten oder im menschlichen Miteinander. Statt direkt Klage zu erheben, haben Verbraucher die Möglichkeit, sich an die Schlichtungsstelle der Zahnärztekammer des jeweiligen Bundeslandes zu wenden, in dem der Zahnarzt seine Praxis hat.

Diese Schlichtungsstellen haben das Ziel, eine außergerichtliche Einigung bei Streitfällen zwischen Arzt und Patient zu ermöglichen. Das heißt: Beide Seiten müssen dem Verfahren zustimmen. Eine Einigung ist verbindlich, kann aber im Gegensatz zum Gerichtsverfahren nur mit dem Einverständnis beider Parteien getroffen werden. Während der Dauer eines Schlichtungsverfahrens ruht die Verjährungsfrist, das heißt der Beginn oder das Weiterlaufen der Verjährungsfrist wird hinausgeschoben, ob ein Behandlungsfehler vorliegt, muss allerdings ein Gutachter prüfen.

Wo finde ich die richtige Schlichtungsstelle?

Eine Schlichtung muss immer in dem Bundesland beantragt werden, in dem die zahnärztliche Leistung erbracht wurde. Es gibt 17

Landeszahnärztekammern in Deutschland, an die Patienten sich wenden können. In den meisten Bundesländern ist die Schlichtungsstelle besetzt mit einem Vorsitzenden, häufig mit der Befähigung zum Richteramt und zwei Beisitzern, in der Regel sind das Zahnärzte. Patientenvertreter gehören zumeist nicht zur Schlichtungskommission.

Was kostet ein Schlichtungsverfahren?

Verbraucher sollten sich vorher informieren, ob Kosten für die Schlichtung entstehen und in welcher Höhe. Denn das ist nicht einheitlich geregelt. In mehreren Bundesländern ist das Schlichtungsverfahren kostenlos, zum Beispiel in Brandenburg, Hessen, Niedersachsen, Baden-Württemberg, Thüringen, Sachsen oder Sachsen-Anhalt.

In fünf Bundesländern ist das Verfahren kostenpflichtig: Hamburg, Mecklenburg-Vorpommern, Rheinland-Pfalz, Bremen und Bayern. Die Kosten für die Verbraucher liegen hier zwischen 100 und 400 Euro. Am teuersten ist ein Schlichtungsverfahren in Rheinland-Pfalz. Dort müssen sowohl der Antragsteller als auch die Gegenseite jeweils 400 Euro bezahlen.

Zwei Zahnärztekammern haben keine Schlichtungsstellen für Patienten auf ihrer Internetseite ausgewiesen, nämlich Nordrhein und Westfalen-Lippe. Dort können Verbraucher sich an die Patientenberatungsstellen oder die Rechtsabteilung wenden. Manko: In einigen Landeszahnärztekammern finden sich Kostenangaben nicht direkt auf der Webseite, sondern nur in dort abrufbaren Schlichtungsordnungen.

Können weitere Kosten entstehen?

Eventuell kommen zum Schlichtungsverfahren noch Fahrtkosten oder Kosten für einen Anwalt hinzu, wenn sich Verbraucher rechtlich vertreten lassen wollen, denn auch das ist bei einer Schlichtung möglich. Wenn ein Gutachten für die Schlichtung erforderlich ist, z.B. beim Nachweis von Behandlungsfehlern, dann werden die Kosten in der Regel nicht von der Schlichtungsstelle übernommen.

War eine gesetzliche Kassenleistung der Grund der Beschwerde, erhalten Verbraucher von der Krankenkasse Unterstützung. Die Krankenkasse kann ein kostenfreies medizinisches Gutachten durch den Medizinischen Dienst der

Krankenkassen (MDK) erstellen lassen. Fragen Sie bei Ihrer Kasse nach.

Wie beantragt man ein Schlichtungsverfahren?

Voraussetzung für die Einleitung eines Schlichtungsverfahrens ist es, dass beide Parteien prinzipiell an einer einvernehmlichen Lösung interessiert sind. Ein Schlichtungsverfahren ist nicht möglich, wenn eine Partei schon Klage erhoben hat. Sowohl der Patient als auch der Zahnarzt können die Schlichtung beantragen. Die Beantragung ist in den einzelnen Bundesländern unterschiedlich geregelt.

In Sachsen ist z.B. ein schriftlicher, formloser Antrag ausreichend. Antragsteller in Thüringen müssen ein PDF-Formular von der Webseite der Landeszahnärztekammern herunterladen und ausfüllen. Die verschiedenen Informationen zur Schlichtung sind in Bayern auf der Startseite der Landeszahnärztekammer besonders übersichtlich dargestellt.

In anderen Bundesländern kann es für Verbraucher schwierig sein, an die richtigen Informationen zu gelangen. Auf der Webseite der Zahnärztekammer Nordrhein wird keine Angaben zum Schlichtungsverfahren für Patienten gemacht. Hier müssen Verbraucher sich schriftlich oder telefonisch an die Rechtsabteilung wenden und die Auskünfte erfragen.

Überblick über Schlichtungsstellen in den Bundesländern

Einen Überblick über die Schlichtungsstellen in den einzelnen Bundesländern bietet die Tabelle:

Bundesland	Kosten / Sprechzeiten Kontakt
Baden-Württemberg	gebührenfrei*

Mi 14:00-18:00

Schlichtungsstelle	telefonische Patientenberatung erreichbar

Tel.: 0800 - 4747800
Info

Bayern	400 € Antragsteller

Mo-Do 08:30-16:30
Fr 8:30-12:00

Tel.: 089 - 230211 364
Mail: schlichtung@blzk.de
Info

Berlin	keine Angabe zu Kosten

keine Angabe zu Sprechzeiten   Tel.:   030-34808 149/145/151
Info
Brandenburg   gebührenfrei*

keine Angabe zu Sprechzeiten   Antrag   per Post an: Landeszahnärztekammer Brandenburg, Präsident, Postfach 10 07 22,
03007 Cottbus
Info
Bremen   laut Schlichtungsordnung 100 € pro Partei

keine Angabe zu Sprechzeiten   Tel.:   0421-33303-0
Mail: info@zaek-hb.de
Info
Hamburg
    100 € pro Partei

Mo 08:30-12:30
Di 12:00-16:30
Mi 08:30-12:30   Tel.: 040-733405-40
Info
Hessen   gebührenfrei*

keine Angabe zu Sprechzeiten   Tel.:   069-427275-161
Info

Mecklenburg-Vorpommern   210   €
Antragsteller

keine Angabe zu Sprechzeiten   Tel.:   0385-
59108-14
Mail: m.foerg@zaekmv.de
Info
Niedersachsen   gebührenfrei*

keine Angabe zu Sprechzeiten   Tel.:   0511-
83391-0
Mail: info@zkn.de
Info
Nordrhein   keine   Angabe   zu   Kosten   und
Sprechzeiten

schriftl./tel.: Rechtsabteilung
Tel.: 0211-44704 206
Info
Rheinland-Pfalz   400 ?€ pro Partei

keine Angabe zu Sprechzeiten   Tel.:   06131-
9613670
Info
Saarland   laut   Schlichtungsordnung
gebührenfrei*

keine Angabe zu Sprechzeiten   nur schriftlich
an:

Ärztekammer des Saarlandes
Abteilung Zahnärzte Schlichtungsstelle
Puccinistr. 2
66119 Saarbrücken
Info
Sachsen   gebührenfrei*

Mo-Do 07:00-18:00
Fr 07:00-13:00
    Tel.: 0351-8066257
Mail: patientenberatung@lzk-sachsen.de
Info
Sachsen-Anhalt   gebührenfrei*

keine Angabe zu Sprechzeiten   Tel.:   0391-
73939-12
Mail: info@zahnaerztekammer-sah.de
Info
Schleswig-Holstein gebührenfrei*

keine Angabe zu Sprechzeiten   Tel.:   0431-
260926-53
Mail: hitschler@zaek-sh.de
Info
Thüringen   laut   Schlichtungsordnung
gebührenfrei*

keine Angabe zu Sprechzeiten   Formulare
zum Download
    Tel.: 0361-7432-121

Mail: c.gross@lzkth.de
Info
Westfalen-Lippe   keine Angabe zu Kosten und Sprechzeiten

Keine   Schlichtungsstelle,   nur   telefonische Patientenberatung:
Tel.: 0800/5171317
Mail: patientenberatung@zahnaerzte-wl.de
Info

*gebührenfrei gilt für das Schlichtungsverfahren an sich. Die Parteien tragen eigene Kosten selbst (z.B. Anfahrt, Anwalt).

Schlechte Hygiene, falsche Diagnosen - in Krankenhäusern passieren immer wieder Fehler. Deshalb fordert ein Expertenbündnis die Kliniken auf, mehr für die Sicherheit von Patienten zu tun, etwa durch Checklisten.

Das Aktionsbündnis Patientensicherheit und der Verband der Ersatzkassen haben eine neue Initiative für mehr Patientensicherheit gefordert. Es gebe erheblichen Verbesserungsbedarf in allen Bereichen des Gesundheitswesens, hieß es bei der Vorstellung des "Weißbuches Patientensicherheit". Diese werde zu oft als Kostenfaktor gesehen - dabei sei sie tatsächlich ein Erfolgsfaktor.

Hygiene im Fokus

Handlungsbedarf besteht demnach insbesondere im Bereich der Hygiene und Infektionsprävention. Das Weißbuch regt deshalb die Einführung einer bundesweiten Hygienerichtlinie an. Das Buch entstand unter der Leitung des Kölner Professors Matthias Schrappe.

Zwar sei bei der Patientensicherheit in den zurückliegenden Jahren schon viel erreicht worden, etwa durch OP-Checklisten, die Aktion "Saubere Hände" oder Fehlermeldesysteme. Auch verliefen die allermeisten Behandlungen ohne Komplikationen, betonten die Experten. Aber bei ein bis zwei Millionen Patienten pro Jahr, das entspricht fünf bis zehn Prozent der Fälle, träten "unerwünschte Ereignisse" auf, von Drückgeschwüren über Fehldiagnosen bis hin zu schweren Infektionen. Vermeidbar wären bis zu 800.000 dieser Fälle.

Patientensicherheit in der Ausbildung

"Wir stellen die Patientenperspektive in den Mittelpunkt", sagte Hedwig François-Kettner, Vorsitzende des Aktionsbündnisses. Sie forderte, dass Patientensicherheit fester Bestandteil der Aus- und Weiterbildung aller im Gesundheitswesen Tätigen werden müsse. Auch sollten in den Einrichtungen Verantwortliche für Patientensicherheit benannt werden. "Es muss allen klar werden, dass Patientensicherheit Führungsverantwortung ist", so die Expertin.

Einen wichtigen Beitrag könnten auch Betroffene und ihre Angehörige selbst leisten, die dafür aber informiert sein müssten. "Patienten sind oft die einzigen, die den gesamten Behandlungsprozess kennen", heißt es in dem Forderungspapier. Daher müssten sie systematisch über anstehende Behandlungen und mögliche Alternativen aufgeklärt werden. Ausgebaut werden sollten auch regelmäßige Patientenbefragungen.

Vorgeschrieben werden solle auch die Teilnahme aller Hersteller, Kliniken und Krankenkassen am geplanten staatlichen Register für eine bessere Qualität und Sicherheit von Implantaten. Erfasst werden sollten alle

"Hochrisikomedizinprodukte" wie Herzklappen oder Herzschrittmacher.

Amputationen falscher Gliedmaßen

Deutschland gehe wie einige andere Länder mit gutem Beispiel voran, um Fehler so weit wie möglich zu vermeiden, lobte die WHO. Weltweit erlitten 40 Prozent der Patienten bei ambulanten Behandlungen Schäden, im Krankenhaus seien es zehn Prozent, so die WHO.

In den rund 150 Ländern mit niedrigen und mittleren Einkommen kämen nach Schätzungen 2,6 Millionen Menschen im Jahr durch fehlerhafte medizinische Behandlung ums Leben. Die Bandbreite der Fehler sei groß: Manche Patienten bekämen eine falsche Diagnose oder falsche Medikamente, sie würden falsch bestrahlt oder infizierten sich während der Behandlung.

Auch Amputationen falscher Gliedmaßen oder Hirnoperationen auf der falschen Seite des Kopfes kämen vor.

Strenge Hierarchie in vielen Einrichtungen

"Es ist ein globales Problem", sagte die WHO-Verantwortliche Neelam Dhingra-Kumar. Grund sei etwa eine strenge Hierarchie in vielen Einrichtungen, wo junge Mitarbeiter sich nicht trauten, etwas zu sagen. Oder Angestellte verschwiegen Fehler aus Angst vor Repressalien.

Fehler müssten aber erkannt und benannt werden, so Dhingra-Kumar. "Fehler machen ist menschlich. Aber von Fehlern nicht zu lernen ist inakzeptabel." Nach ihren Angaben lässt sich mit mehr Sicherheit viel Geld sparen, denn geschädigte Patienten müssten länger in Behandlung bleiben. In den USA seien in Medicare-Krankenhäusern zwischen 2010 und 2015 durch bessere Sicherheitsmaßnahmen rund 28 Milliarden Dollar (gut 25 Milliarden Euro) eingespart worden.

Gutachter der Krankenkassen haben 2018 etwas mehr Behandlungsfehler in Krankenhäusern und Arztpraxen festgestellt. Bei 14.100 geprüften Fällen wurden rund 4000 Fehler aufgedeckt. Doch die Dunkelziffer ist hoch.

Von ambulanten Behandlungen bis zur Zahnmedizin - die Gutachter der Medizinischen Dienste der Krankenkassen (MDK) untersuchen Vorwürfe von Behandlungsfehlern in allen medizinischen Bereichen. Gut 14.100 Fälle haben sie im vergangenen Jahr bundesweit geprüft. Drei Hauptkriterien stehen dabei im Mittelpunkt. "Erstens, dass ein Fehler vorliegt. Zweitens, dass ein potenziell davon ausgelöster Schaden vorhanden ist. Und drittens, dass ein ursächlicher, kausaler, Zusammenhang zwischen dem Fehler und dem Schaden besteht", sagt der Mediziner Max Skorning. Er ist beim Medizinischen Dienst unter anderem für Patientensicherheit zuständig.

Gut 4000 Fehler haben die Medizinischen Dienste insgesamt festgestellt. Das sind rund 200 Fehler mehr als im Jahr 2017. In rund 2800 Fällen ist laut Untersuchung demnach aus einem Fehler ein Schaden entstanden. Rund ein Drittel dieser Schäden war bleibend.

Behandlungsfehler vor allem in Krankenhäusern

"Ein leichter Dauerschaden kann beispielsweise bedeuten, dass eine große Narbe entstanden ist", sagt Skorning. "Ein mittlerer Dauerschaden könnte beispielsweise bedeuten, dass ein dauerhafter Organschaden an Herz, Leber, Niere vorgekommen ist." Und bei einem schweren Dauerschaden kämen auch Lähmungen, Erblindungen und ähnliche Dinge mit hinzu.

Zwei Drittel der mutmaßlichen Behandlungsfehler seien in Krankenhäusern passiert, ein Drittel in Arztpraxen, heißt es in dem Bericht. Die meisten hätten sich auf Behandlungen von Orthopäden bezogen - gefolgt von innerer Medizin sowie Operationen, die mit Organen zu tun hatten.

MDK fordert verpflichtendes Meldesystem

Das Ergebnis zeige aber nicht, dass zum Beispiel chirurgische Eingriffe unsicherer seien, sagt die Medizinerin Astrid Zobel vom MDK. Dass Vorwürfe von Behandlungsfehlern im stationären Bereich häufiger seien, ließe sich vielmehr dadurch erklären, "dass es sich hier meistens um Operationen handelt, die auch für die Patienten leichter prüfbar sind". Fehler bei solchen Operationen seien für Patienten im Vergleich leichter erkennbar. "Bei einer medikamentösen Behandlung ist es für einen Patienten ungleich schwieriger, einen Verdacht zu haben."

Wichtig sei auch, heißt es in dem Bericht, dass bei Behandlungsfehlern nicht einzelne versagt hätten. Es zeige vielmehr, dass Sicherheitsvorkehrungen nicht richtig umgesetzt worden seien. Die Zahlen seien nach wie vor zu hoch, bemängelt der MDK und fordert deshalb ein verpflichtendes Meldesystem - sowohl für Behandlungsfehler als auch für die entstandenen Schäden.

Hohe Dunkelziffer

Der stellvertretende Geschäftsführer des Medizinischen Dienstes, Stefan Gronemeyer, verweist in dem Zusammenhang auf Erfahrungen aus England. "Dort gilt es als ein Zeichen hoher Sicherheitskultur, wenn eine Einrichtung viel meldet. Wer viel berichtet, hat einen hohen Stand der Sicherheitskultur", sagt er. Das stehe der verbreiteten Meinung entgegen, dass besonders viel dort schiefläuft, wo viel gemeldet werde.

Dem Beispiel England sollte Deutschland nach Ansicht der Medizinischen Dienste folgen. In Deutschland gibt es bisher keine Pflicht zum Melden von Fehlern. Entstandene Schäden müssen gar nicht gemeldet werden. Daher ist die Dunkelziffer bei Behandlungsfehlern und daraus entstandenen Schäden dem Bericht zufolge auch deutlich höher als die Zahl der bekannten Fälle.

Was tun bei Behandlungsfehlern?

Von Peter Mücke, ARD-Studio Berlin
Wie viele Behandlungsfehler gibt es?

Jedes Jahr werden mehr als 20.000 Fälle bei Schlichtungsstellen und Krankenkassen gemeldet. Die Bundesregierung spricht vorsichtig von 40.000 bis 170.000 Behandlungsfehlern im Jahr. Laut AOK-Behandlungsreport 2014 unterlaufen Ärzten und medizinischem Personal rund 188.000 Fehler jährlich, an denen 18.800 Menschen sterben. Patientenschutzorganisationen gehen jedoch von einer hohen Dunkelziffer aus. Viele Fälle würden vertuscht. Patienten trauten sich häufig nicht, den Arzt und seine Behandlung in Frage zu stellen.

Was sind das für Fälle?

Spektakuläre Fälle, wie das falsche Bein, das amputiert wird, oder das vergessene OP-Besteck im Bauch, sind eher selten. Viel häufiger sind falsche Diagnosen oder Therapien, etwa, wenn eine Krebserkrankung nicht oder zu spät erkannt, eine Schulterverletzung falsch behandelt oder ein Medikament verordnet wird, das für Komplikationen sorgt. In diesen Bereichen, sagen Experten, ist auch die Dunkelziffer sehr hoch.

Wo treten besonders viele Behandlungsfehler auf?

Zwei Drittel der registrierten Fehler passieren im Krankenhaus, die meisten davon bei chirurgischen Eingriffen am Knie- und am Hüftgelenk. Diese Operationen gehören jedoch auch zu den häufigsten in Deutschland. Auch bei der Behandlung von Brüchen im Unterschenkel, im Sprunggelenk und im Unterarm gibt es überdurchschnittlich viele Behandlungsfehler.

Im ambulanten Bereich, also in der Arztpraxis, stehen falsche Diagnosen bei Brustkrebs ganz oben. Aber auch in der Zahnmedizin sind Behandlungsfehler häufiger als anderswo.

Was sind die Gründe?

Bei rund 1,3 Milliarden Arztbesuchen im Jahr und mehr als 52 Millionen Behandlungen im Krankenhaus sind Fehler nicht ausgeschlossen. Experten verweisen aber auch auf die Arbeitsbelastung in den Krankenhäusern. 24-Stunden-Dienste, 60-Stunden-Wochen für Ärzte und der Personalmangel in Pflege führten zwangsläufig zu einer höheren Fehlerquote.

Welche Vorkehrungen und Kontrollmechanismen gibt es?

In den vergangenen Jahren hat sich in Sachen Fehlerkultur in den deutschen Krankenhäusern einiges getan. In mehr als jeder zweiten Klinik gibt es inzwischen anonyme Meldesysteme, damit sich Fehler nicht wiederholen. Auch OP-Checklisten oder die Kennzeichnung von Operationsgebieten werden häufiger angewandt als früher.

Die Krankenkassen wollen darüber hinaus ein Zentralregister für Behandlungsfehler einrichten. Patientenschützer fordern, die Beweispflicht umzukehren. Bisher muss der Patient - außer in wenigen gravierenden Fällen - dem Arzt nachweisen, dass er einen Fehler gemacht hat, was schwierig sein kann.

Was kann der Patient tun?

Wer den Verdacht hat, bei der Behandlung könnte etwas schiefgegangen sein, der sollte sich eine Kopie der Patientenakte aushändigen lassen. Das Recht dazu hat er. Dann gleich den Rechtsweg zu suchen empfiehlt sich wegen der hohen Kosten nicht. Besser ist es, entweder seine Krankenkasse einzuschalten, die dann den Medizinischen Dienst mit einem Gutachten beauftragt. Das haben zuletzt rund 15.000

Patienten im Jahr gemacht. Bei gut einem Viertel der Fälle hat sich der Verdacht eines Behandlungsfehlers bestätigt.

Die andere Möglichkeit: Der Patient kann sich an die Gutachter-Kommissionen und Schlichtungsstellen der Ärztekammern wenden.

In beiden Fällen erkennt in der Regel die Versicherung des Arztes das Gutachten an und zahlt, wenn ein Fehler vorliegt, ein Schmerzensgeld.

Pfusch in jedem vierten Fall bestätigt

Die Zahl der Patientenbeschwerden über mögliche Behandlungsfehler ist weiterhin hoch. Das bestätigen die Medizinischen Dienste der Krankenkassen in ihrer Jahresstatistik. Die besagt auch, dass besonders viele Fehler beim Zahnarzt passieren.

Über 14.600 Mal haben sich Patienten im vergangenen Jahr bei den ärztlichen Gutachtern ihrer Krankenkasse gemeldet - mit dem Verdacht in der Klinik oder in der Praxis falsch behandelt worden zu sein. Das bedeutet einen weiteren, leichten Anstieg von Klagen, den die Medizinischen Dienste der Krankenkassen in ihrer jährlichen Statistik feststellen.

"Ohne dramatisieren zu wollen, die Zahlen sprechen dafür, dass von einer Entwarnung keine Rede sein kann", versucht Dr. Stefan Gronemeyer vom Medizinischen Dienst des Spitzenverbandes der Gesetzlichen Krankenkassen einzuordnen. Die Zahlen zeigten auch, dass sich offenbar immer mehr Patientinnen und Patienten dafür entscheiden, den Weg der Aufklärung zu gehen, wenn sie einen Behandlungsfehler-Verdacht haben, so Gronemeyer.

Meiste Behandlungsfehler in der Pflege

Ermutigt seien die Patienten durch das Patientenrechtegesetz, das seit etwas mehr als zwei Jahren gilt und die Statistik in Bewegung gebracht hat. Bei jeder vierten Beschwerde handelt es sich immerhin um einen von den Gutachtern tatsächlich festgestellten Fehler. Und jeder fünfte Fall ist unmittelbar auf medizinischen Pfusch oder folgenschwere Nachlässigkeit zurückzuführen, heißt es in der Bilanz.

In 3.796 Fällen von 14.663 konnten tatsächliche Behandlungsfehler nachgewiesen werden. Quelle: mds-ev.de

Die meisten Beschwerden betreffen die Krankenhäuser, am häufigsten dann, wenn es um Operationen geht. Die tatsächlich nachgewiesenen Fehler treffen in der vorgelegten Bilanz allerdings nicht wie vermutet die Chirurgen. Falsch behandelt wurde laut Gutachtern am meisten in der Pflege.

Trotz der hohen Zahlen dürfe man sich von der Statistik aber nicht täuschen lassen, betont Sozialmedizinerin Astrid Zobel. "Man kann insgesamt sagen, dass eine hohe Anzahl an Vorwürfen nicht bedeutet, dass eine hohe Anzahl an bestätigten Fehlern besteht." Auf der anderen Seite könne man aus einer hohen Zahl bestätigter

Fehler nicht auf eine schlechte Behandlungsqualität schließen.

Forderung nach bundesweitem Fehlerregister

Mit anderen Worten: Es gibt kein repräsentatives Bild über die Qualität von medizinischen Behandlungen in Deutschland. Die Medizinischen Dienste der Krankenkassen können nur gemeldete Beschwerden registrieren. Sie führen eine Statistik von vielen. Die Dunkelziffer liegt also hoch.

Stefan Gronemeyer spricht davon, dass hier nur die Spitze des Eisbergs sichtbar sei. Und er fordert einmal mehr ein bundesweites systematisches Register für festgestellte Fehler, so wie es in den USA oder auch Irland längst Praxis sei. "Mit einem Behandlungsfehler-Register könnte man im Idealfall auch feststellen, ob Maßnahmen zur Vermeidung von Fehlern in der Praxis tatsächlich erfolgreich sind."

Auswahl der durch den MDK 2011 und 2012 bundesweit festgestellten zehn häufigsten Behandlungsfehler:

Art	Anzahl 2011	Anzahl 2012	
Kniegelenksarthrose	159	131	
Hüftgelenksarthrose	140	152	
Zahnkaries	134	124	
Oberschenkelbruch	111	105	
Pulpitis	108	156	
Unterschenkelbruch	85	81	
Dekubitus	81		
Rückenschmerzen	58		
sonst. Zahnkrankheiten	73	66	
Unterarmbruch	67		
Sonst. Bandscheibenschäden			50
Bandscheibenschäden	58	50	

Die Bundeszahnärztekammer kritisiert, dass die Anzahl der Behandlungsfehler nicht ins Verhältnis zu der Anzahl der tatsächlichen Behandlungsfällen gestellt wird. Ohne Bezug zur Gesamtzahl der Behandlungsfälle seien die vom MDK veröffentlichten absoluten Zahlen der Behandlungsfehler nicht aussagekräftig und ließen keine Rückschlüsse auf die relative Häufigkeit von Behandlungsfehlern und damit die Behandlungsqualität insgesamt zu. Kritisiert wird darüber hinaus, dass nicht in jedem Fall sicher auf einen Behandlungsfehler geschlossen werden könne, die Etikettierung eines Schadensereignisses als Behandlungsfehler vielmehr auch dem Ermessensspielraum des Gutachters unterliege, da die Begutachtung durch den MDK nur auf Grundlage der Behandlungsunterlagen und Gedächtnisprotokolle des Patienten erfolge.

Sozialrecht

Die Krankenkassen sollen die Versicherten bei der Verfolgung von Schadensersatzansprüchen unterstützen (§ 66 SGB V), etwa indem die medizinischen Unterlagen beim Arzt angefordert werden und einem Gutachter des Medizinischen Dienstes der Krankenversicherung (MDK) zur Prüfung vorgelegt werden. Sollte sich der Verdacht eines Behandlungsfehlers bestätigen, wird hierüber ein schriftliches Gutachten erstellt, das dem Versicherten kostenfrei zur Verfügung gestellt wird. Im zahnärztlichen Bereich können nach den Gutachterverfahren in der vertragszahnärztlichen Versorgung Mängelgutachten erstellt werden.

Durch das Gesetz zur Stärkung der Heil- und Hilfsmittelversorgung (Heil- und Hilfsmittelversorgungsgesetz – HHVG) konkretisierte der Gesetzgeber 2017 die Unterstützung der Versicherten bei der Verfolgung von Schadensersatzansprüchen, die bei der Inanspruchnahme von Versicherungsleistungen aus Behandlungsfehlern entstanden sind. So können zu den Unterstützungsleistungen der Krankenkassen je nach den Erfordernissen des Einzelfalls insbesondere eine sachlich und rechtliche Prüfung der von den Versicherten vorgelegten Unterlagen auf Vollständigkeit und Plausibilität, mit Einwilligung der Versicherten die Anforderung weiterer Unterlagen bei den Leistungserbringern, die Veranlassung einer sozialmedizinischen Begutachtung durch den Medizinischen Dienst der Krankenversicherung nach § 275 Absatz 3 Nummer 4 SGB V sowie eine abschließende Gesamtbewertung aller vorliegenden Unterlagen unter Einbeziehung des Ergebnisses einer gegebenenfalls erfolgten Begutachtung durch den Medizinischen Dienst gehören.

Das Unterstützungsabschlussgesetz gewährt eine staatliche Entschädigung für gesundheitliche Schäden infolge von bestimmten in der DDR erlittenen medizinischen Betreuungsmaßnahmen, wenn dem Geschädigten kein zivilrechtlicher Schadensersatzanspruch zusteht.

Behandlungsfehler
(bundesgesundheitsministerium.de)

Bei Verdacht auf einen Behandlungsfehlers leiden Patientinnen und Patienten oftmals unter massiven gesundheitlichen Einschränkungen und sind verunsichert, weil eine Behandlung nicht zu dem gewünschten Erfolg geführt hat. Medizinische Sachverhalte und Behandlungen sind häufig schwer zu verstehen, es besteht das Gefühl von Hilflosigkeit. Da Ärzte und die Angehörigen anderer Heilberufe nicht den Erfolg ihrer medizinischen Maßnahme garantieren können, sondern nur verpflichtet sind, ihre Durchführung nach dem allgemein anerkannten fachlichen Standard vorzunehmen, ist die Beurteilung, ob ein Behandlungsfehler vorliegt oder nicht, sehr schwierig. Dazu kommen Fragen der Ursachenzusammenhänge, die nicht immer eindeutig sind, beispielsweise folgende: Sind die negativen Folgen einer Behandlung auf ihre womöglich fehlerhafte Ausführung zurückzuführen oder hat sich der Gesundheitszustand insgesamt verschlechtert? Hat sich vielleicht nur ein typisches allgemeines Risiko einer medizinischen Maßnahme verwirklicht? Um diese Fragen zu klären und um solche schwierigen Lebenssituation zu bewältigen, bestehen im Gesundheitswesen kostenfreie Unterstützungsangebote.

Was ist ein Behandlungsfehler?

Fehler können in den unterschiedlichsten Bereichen der medizinischen Versorgung geschehen – bei der Aufklärung im Patientengespräch oder bei der Befunderhebung genauso wie bei einer Operation oder der Auswahl von Medikamenten. Sie unterlaufen nicht nur Ärzten, sondern auch Krankenpflegern, Hebammen, Heilpraktikern oder Psychotherapeuten. Allgemein lässt sich sagen, dass ein Behandlungsfehler dann vorliegt, wenn die medizinische Maßnahme nicht dem allgemein anerkannten Standard entspricht, der im Zeitpunkt ihrer Durchführung besteht. Auch wenn nicht ausreichend qualifiziertes Personal eine Behandlung durchführt oder Abläufe im Krankenhaus schlecht aufeinander abgestimmt sind, kann ein Fehler vorliegen, ein sogenannter Organisationsfehler.

Wer ist Ansprechpartner bei Verdacht auf Behandlungsfehler?

Wie Sie bei einem Verdacht auf einem Behandlungsfehler vorgehen sollten, hängt davon ab, was Sie erreichen wollen. Aus Befragungen ist bekannt, dass ein sehr wichtiges Bedürfnis von

Betroffenen ein klärendes Gespräch mit der verantwortlichen Ärztin oder dem verantwortlichen Arzt ist. In diesem Fall ist der Ansprechpartner entweder das Krankenhaus oder die Ärztin oder der Arzt selbst. Im Krankenhaus können Sie sich auch an das Beschwerdemanagement wenden. In einigen Ländern ist ein unabhängiger Patientenfürsprecher (Ombudsfrau bzw. Ombudsmann) gesetzlich vorgeschrieben. An ihn oder sie können Sie sich im Beschwerdefall wenden und sich beraten lassen.

Ein weiterer wichtiger An-sprechpartner bei einem Verdacht auf Vorliegen eines Behandlungsfehles ist Ihre Krankenkasse. Die gesetzlichen Krankenkassen sind verpflichtet, ihre Mitglieder bei der Verfolgung von Schadensersatzansprüchen, die bei der Inanspruchnahme von Versicherungsleistungen aus Behandlungsfehlern entstanden sind, kos-tenlos zu unterstützen. So können sie bei Verdacht auf eine fehlerhafte Behandlung ein Sachverständigengutachten des Medizinischen Dienstes der Krankenversicherung (MDK) ein-holen um zu klären, ob überhaupt ein Behandlungsfehler vorliegt.

Die Ärzteschaft selbst hat Einrichtungen gegründet, die Patentinnen und Patienten bei der Klärung eines Behandlungsfehlerverdachts unterstützen. Diese Gutachterkommissionen oder Schlichtungsstellen sind meistens bei der jeweils zuständigen Landesärztekammer oder der Landeszahnärztekammer angesiedelt. Hier können Sie ebenfalls begutachten lassen, ob Ihr Verdacht zutrifft oder nicht. Die Gutachterkommissionen und Schlichtungsstellen greifen Fälle auf, die noch nicht Gegenstand eines gerichtlichen Verfahrens sind und die in der Regel nicht länger als fünf Jahre zurückliegen dürfen. Der Vorteil an diesem Vorgehen ist, dass während des Verfahrens die Verjährungsfrist Ihres möglichen Schadensersatzanspruchs unterbrochen wird.

Gutachterkommissionen und Schlichtungsstellen der Ärzte

Adressen der Landeszahnärztekammern

Bei der Unabhängigen Patientenberatung kann sich jede Bürgerin und jeder Bürger kostenlos und, wenn gewünscht, auch anonym am bundesweit kostenfreien Beratungstelefon oder online von unabhängigen Beraterinnen und Beratern beraten lassen: www.patientenberatung.de; Telefon: 0800 - 0 11 77 22. Neben der Beratung auf Deutsch wird auch eine Beratung in türkischer (Tel.: 0800 - 0 11 77 23), in arabischer (Tel.: 0800 - 33 22 12 25) und in russischer (Tel.: 0800 - 0 11 77 24) Sprache angeboten.

Wie viele Fehler werden jedes Jahr gemacht?

Zu Behandlungsfehlern oder Behandlungsfehlervorwürfen gibt es keine Bundestatistik. Aktuelle Aussagekräftige Statistiken werden jährlich jeweils vom Medizinischen Dienst des Spitzenverbandes Bund der Krankenkassen (MDS) und den Gutachterkommissionen und Schlichtungsstellen der Ärzteschaft erstellt. Diese rekrutieren sich aus den Auswertungen der Behandlungsfehlergutachten die Patientinnen und Patienten beantragt haben.

Behandlungsfehler-Statistik des MDS

Behandlungsfehler-Statistik der Gutachterkommissionen und Schlichtungsstellen

Fehlervermeidungskultur (Fehlerkultur)

Nicht jede Schädigung eines Patienten oder einer Patientin geht auf einen Behandlungsfehler zurück. Leider sind auch nicht alle Schädigungen tatsächlich vermeidbar. Ein wichtiger Beitrag ist die Verpflichtung zu Risikomanagement und Fehlervermeidung in Krankenhäusern und Arztpraxen. Patientinnen und Patienten können sich über die jeweiligen Aktivitäten der Krankenhäuser auf diesem Gebiet in den Qualitätsberichten informieren.

Das Aktionsbündnis Patientensicherheit, das vom Bundesgesundheitsministerium sowohl ideell – durch Übernahme der Schirmherrschaft – als auch finanziell unterstützt wird, ist auf vielen verschiedenen Feldern der Patientensicherheit aktiv. Es ist ein Zusammenschluss zahlreicher am Medizinbetrieb beteiligter Akteure einschließlich der Vertretung von Patientinnen und Patienten. Dem Aktionsbündnis Patientensicherheit ist es gelungen, in Deutschland eine Fehlervermeidungskultur zu etablieren, die weiter gefördert werden muss.

Einrichtungsinterne und -übergreifende Fehlermeldesysteme

Einrichtungsinterne und einrichtungsübergreifende Fehlermeldesysteme tragen dazu bei, aus Fehlern oder kritischen Ereignissen zu lernen.

Das BMG hat zahlreiche gesetzgeberische Maßnahmen ergriffen, um die Patientensicherheit zu erhöhen. Das 2013 in Kraft getretene Patientenrechtegesetz hat die Patientensicherheit in der medizinischen Versorgung weiter gestärkt: Beispielsweise müssen Patientinnen und Patienten in einem persönlichen Gespräch über geplante Behandlungen und mögliche Risiken aufgeklärt werden. Durch die nunmehr normierten Dokumentationspflichten bei der Behandlung, sind Patientenakten vollständig und sorgfältig zu führen.

Krankenhäuser sind verpflichtet, ein patientenorientiertes Beschwerdemanagement durchzuführen. Dadurch wird sichergestellt, dass Patientenerfahrungen angemessen bearbeitet und für die Entwicklung der Qualität und Patientensicherheit genutzt werden. Die Beteiligung von Krankenhäusern an besonders geeigneten einrichtungsübergreifenden Fehlermeldesystemen wird durch Vergütungszuschläge finanziell gefördert.

Arztrecht: Wann Ärzte für Behandlungsfehler einstehen müssen

Welche rechtlichen Konsequenzen, insbesondere im Arbeitsrecht, können Behandlungsfehler für einen Arzt haben, der in einem Krankenhaus angestellt ist? Wann müssen Ärzte dafür tatsächlich einstehen, wann ihre Arbeitgeber?

Nach einem Behandlungsfehler drohen dem behandelnden Arzt unterschiedliche rechtliche Konsequenzen. Einerseits kann er nach einer Klage des Patienten zur Zahlung von Schadensersatz und Schmerzensgeld verurteilt werden. Andererseits kann ein Behandlungsfehler auch strafrechtlich relevant sein. Je nachdem, ob der Behandlungsfehler dem Arzt vorsätzlich oder nur fahrlässig unterlaufen ist, kommen Verurteilungen wegen vorsätzlicher Delikte, insbesondere wegen Körperverletzung in Betracht. Folgen nach einem strafrechtlich relevanten Behandlungsfehler können Geld- oder Freiheitsstrafe sein, auch auf Bewährung, und ein Berufsverbot.

Je nach Schwere oder Häufigkeit von Behandlungsfehlern drohen zudem standes- oder berufsrechtliche Konsequenzen. Dies können das

Ruhen, der vollständige oder teilweise Entzug der Zulassung als Vertragsarzt oder der Entzug der Approbation sein. Arbeitsrechtlich können Behandlungsfehler eine Abmahnung oder Kündigung nach sich ziehen.

Berufshaftpflichtversicherung des Arbeitgebers

Über all dem steht jedoch die Frage, ob und wann dem behandelnden Arzt ein Fehlverhalten in Ausübung seiner Tätigkeit vorzuwerfen ist, wann er dafür tatsächlich einstehen muss und wann sein Arbeitgeber (Krankenhaus) ihn von der Haftung freistellt. Aus schadensrechtlicher Sicht haftet grundsätzlich der Schadensverursacher, also der Arzt, immer mit seinem Privatvermögen in unbegrenzter Höhe selbst.

Ist der Arzt als Angestellter in einem Krankenhaus beschäftigt, ist seine Tätigkeit häufig über die Berufshaftpflichtversicherung des Arbeitgebers abgesichert. Gibt es keine solche Versicherung, richtet sich die Frage der Haftung nach arbeitsrechtlichen Bestimmungen. Dem Patienten gegenüber bleibt der angestellte Arzt unter Umständen haftbar.

Zunächst steht der Arbeitgeber in der Haftung

Im Haftungsfall ist die Frage zu klären, ob und in welchem Umfang der Arbeitgeber unter Fürsorgegesichtspunkten verpflichtet ist, seinen Arbeitnehmer von der Haftung freizustellen und für dessen Fehler einzutreten. Dies richtet sich im Wesentlichen nach den dem Beschäftigungsverhältnis zugrunde liegenden arbeits- und tarifvertraglichen Regelungen. Während die Haftung angestellter Ärzte mit Verträgen nach dem alten Bundesangestelltentarifvertrag (BAT) auf Vorsatz und grobe Fahrlässigkeit beschränkt ist, gelten für Arbeitnehmer im Tarifvertrag des öffentlichen Dienstes (TVöD) sowie in der freien Wirtschaft die allgemeinen durch das Bundesarbeitsgericht entwickelten Grundsätze, wenn es keine individuelle, arbeitsvertragliche Vereinbarung gibt.

Der Arbeitgeber steht zunächst in der Haftung, das heißt, auf den angestellten Arzt ist im Verhältnis zwischen Krankenhaus und Angestelltem die arbeitsrechtliche Haftungssystematik anzuwenden, auch „innerbetrieblicher Schadensausgleich" genannt. Diese Grundsätze gelten immer dann, wenn der Betrieb die Tätigkeit, bei der der Schaden entstanden ist, veranlasst und der Arzt sie aufgrund des Arbeitsverhältnisses ausgeführt hat. Bei derartigen Tätigkeiten wird die Haftung nach einem Drei-Stufen-Modell verteilt, bei dem der Grad des Verschuldens des Arbeitnehmers maßgeblich ist:

Bei leichter bis leichtester Tätigkeit haftet der Arbeitnehmer gar nicht.

Bei mittlerer Fahrlässigkeit wird der Schaden geteilt.

Bei grober Fahrlässigkeit sowie bei Vorsatz haftet der Arbeitnehmer voll.

Leichteste Fahrlässigkeit liegt vor, wenn es um geringfügige Pflichtwidrigkeiten geht, die leicht entschuldbar sind und jedem unterlaufen können. Grobe Fahrlässigkeit liegt vor bei schwerwiegenden Pflichtverstößen, die auch subjektiv unentschuldbar sind. Dementsprechend ist die mittlere Fahrlässigkeit dazwischen einzuordnen.

Der Behandlungsvertrag (§§ 630 a ff. BGB) kommt stets mit dem Krankenhaus und nicht mit dem angestellten Facharzt/Arzt in der Weiterbildung selbst zustande. Dies bedeutet, der Arbeitgeber hat für leichte und mittlere Fahrlässigkeit des beschäftigten Arztes einzustehen und muss diesen gegenüber dem Patienten von einer Haftung freistellen. Diese Bestimmungen des Arbeitsrechts können nicht durch individuelle Arbeitsverträge ausgehebelt werden.

Das Krankenhaus als Arbeitgeber haftet für Fehler aus dem Behandlungsvertrag. Gegenüber dem angestellten Arzt muss das Haus seine Überwachungs- und Kontrollfunktion wahrnehmen. Es hat auch die Haftung des vom Patienten in Anspruch genommenen angestellten Arztes zu übernehmen und kann für seine eigene vertragliche Haftung keine Regressansprüche gegenüber seinem Mitarbeiter geltend machen. Lediglich bei grober Fahrlässigkeit entfällt diese Freistellungsverpflichtung gegenüber dem Angestellten. Kliniken, Medizinische Versorgungszentren und Praxen können die grobe Fahrlässigkeit jedoch mitversichern und somit auf ihre arbeitsrechtlich eingeräumte Regressmöglichkeit verzichten.

Ärzte sollten Arbeitgeber-Versicherung klären

Aus diesem Grund sollte jeder angestellte Arzt abklären, wie umfassend er über seinen Arbeitgeber versichert ist. Dabei sollte er darauf achten, ob grobe Fahrlässigkeit auch mitversichert ist und ob generell auf einen Regress bei möglicher Fahrlässigkeit verzichtet wird. Hat der Arbeitgeber zwar die leichte und mittlere Fahrlässigkeit abgesichert, die grobe Fahrlässigkeit aber nicht, kann er

Patientenansprüche aus grober Fahrlässigkeit an den angestellten Arzt weitergeben. Dann spricht man vom sogenannten Teilregress. Diesen kann der angestellte Arzt eigenständig versichern.

Häufig vernachlässigen Ärzte Tätigkeiten außerhalb des Dienstes. Doch der Arztberuf kennt weder Sonn- noch Feiertage. Ein Arzt ist und bleibt immer 24 Stunden lang Arzt. Somit endet die Haftung aus ärztlichen Tätigkeiten auch nicht mit dem Dienstschluss. Deshalb empfiehlt es sich für Angestellte, das sogenannte ärztliche Restrisiko, wie Erste-Hilfe-Leistungen, Behandlungen im Notfall, ärztliche Freundschaftsdienste im Verwandten- und Bekanntenkreis, abzusichern. Je nach persönlichem Bedarf kann der Arzt weitere geringfügige freiberufliche Tätigkeiten wie KV-Notdienste, Notarztdienste, Praxisvertretungen oder freiberufliche Tätigkeiten über einen eigenen Haftpflichtvertrag absichern.

Behandlungsfehler- Statistik
Fehlerhäufigkeiten erkennen, Fehlerursachen bekämpfen

Fehler passieren, auch in der Medizin. Aber die Wahrscheinlichkeit, dass Sie als Patient durch einen Behandlungsfehler zu Schaden kommen, ist extrem gering. So kommt es allein in der ambulanten vertragsärztlichen Versorgung jährlich zu mehr als einer Milliarde Arzt-Patienten-Kontakten. In den Krankenhäusern erhöhte sich die Zahl der Behandlungsfälle in den letzten zehn Jahren um mehr als 2,5 Millionen auf fast 19,8 Millionen pro Jahr. Gemessen an dieser Gesamtzahl der Behandlungsfälle liegt die Zahl der durch die Gutachterkommissionen und Schlichtungsstellen aber auch durch andere Stellen festgestellten Fehler im Promillebereich.

Dennoch stellt jede Komplikation eine Belastung für die betroffenen Patienten, für ihre Angehörigen und für die behandelnden Ärzte dar. Umso wichtiger ist es, dass aus Fehlern gelernt wird und die Daten der Gutachterkommissionen und Schlichtungsstellen für die Fehlerprävention aufbereitet werden.

Seit dem Jahr 2005 erfassen die Gutachterkommissionen und Schlichtungsstellen bei den Ärztekammern die Anzahl der bearbeiteten Anträge, die geprüften Sachverhalte und die festgestellten Behandlungsfehler statistisch.

Ziel dieser Statistik ist es, Fehlerhäufigkeiten zu erkennen und Fehlerursachen auszuwerten, um sie für die ärztliche Fortbildung und die Qualitätssicherung in medizinischen Einrichtungen zu nutzen.

Die Bundesärztekammer stellt die anonymisierten Ergebnisse jährlich der Öffentlichkeit vor. Detaillierte Auswertungen dieser Daten werden außerdem für wissenschaftliche und andere Veröffentlichungen genutzt und fließen in Fort- und Weiterbildungsmaßnahmen der Ärzteschaft ein. So wird von den Gutachterkommissionen und Schlichtungsstellen ein wichtiger Beitrag zur Patientensicherheit geleistet.

Statement Prof. Dr. Andreas Crusius, Vorsitzender der Ständigen Konferenz der Gutachterkommissionen und Schlichtungsstellen und Präsident der ÄK Mecklenburg Vorpommern zur Pk der Bundesärztekammer „Fehlerhäufigkeiten und Fehler

(Es gilt das gesprochene Wort)
Meine Damen und Herren,

„Risikofaktor interdisziplinäre Kommunikation." So hat mein Vorredner den gerade geschilderten Fall überschrieben. Man hätte den Titel auch anders wählen können: „Risikofaktor Mensch". Denn überall wo Menschen arbeiten – wo sie miteinander kommunizieren und interagieren – passieren Fehler. Nur sind die Auswirkungen in der Medizin mitunter besonders gravierend.

Der geschilderte Fall zeigt, welche Bedeutung guter Kommunikation in der Gesundheitsversorgung zukommt. Da ist zum einen die gute Kommunikation zwischen Ärzten und ihren Patienten. Sie kann Fehldiagnosen, mangelhafter Compliance und Missverständnissen hinsichtlich des Behandlungsziels vorbeugen. Beispielsweise sollte vor einem Eingriff detailliert geklärt werden, was die Patienten erwarten und was medizinisch machbar ist. Allein dadurch lassen sich mitunter spätere Behandlungsfehlervorwürfe aufgrund überzogener Erwartungen an den Behandlungserfolg vermeiden.

Von ebenso großer Bedeutung ist die gute Kommunikation zwischen den behandelnden Ärzten. Der medizinische Fortschritt bringt eine enorme Spezialisierung mit sich. Das führt zu einer immer größeren Arbeitsteilung in der gesundheitlichen Versorgung. Juristen sprechen von horizontaler und vertikaler Arbeitsteilung. Erstere regelt die Zusammenarbeit und Abstimmung gleichgeordneter Ärzte – letztere die Koordination der nachgeordneten ärztlichen und nichtärztlichen Dienste. Bei der horizontalen Arbeitsteilung kann falsch verstandene kollegiale Rücksichtnahme zu Missverständnissen und Kommunikationspannen führen. Bei der vertikalen Arbeitsteilung können die leider vielerorts immer noch ausgeprägten Hierarchien in den Kliniken verhindern, dass Fehler oder Beinahe-Fehler offen angesprochen werden.

Auch deshalb setzen wir uns seit Jahren für einen transparenten Umgang mit Fehlern und Beinahe-Fehlern ein. Verstehen Sie unsere alljährlichen Pressekonferenzen deshalb bitte auch als Transparenz-Initiative, mit der wir eine offene Fehlerkultur weiter befördern wollen.

Mit Transparenz allein ist es jedoch nicht getan. Wir haben es oft gesagt und wir bleiben dabei: Die über Jahrzehnte von der Politik geschaffenen ökonomischen Rahmenbedingungen sind nicht auf maximale Patientensicherheit ausgerichtet, sondern auf maximale Effizienz. Behandlungsdruck kann Behandlungsfehler begünstigen. Und trotzdem wurde in unserem Gesundheitswesen gespart bis es quietscht. Die Folge ist: Ärztinnen und Ärzte arbeiten in allen Versorgungsbereichen am Limit, und manchmal ein gutes Stück darüber hinaus.

Aus diesem Grund warne ich davor, Ärzte, denen etwas misslingt, vorschnell als Pfuscher zu diskreditieren. Pfusch beinhaltet immer eine gewisse Gleichgültigkeit gegenüber den Auswirkungen des eigenen Handelns. Das sollte man keinesfalls pauschal allen Ärzten vorwerfen, denen ein mutmaßlicher Fehler unterlaufen ist. Diese Sichtweise hat sich mittlerweile auch in den seriösen Medien durchgesetzt.

Dafür danke ich Ihnen ausdrücklich!

Und noch etwas sei an dieser Stelle erwähnt: Der Arztberuf ist ein äußerst gefahrengeneigter Beruf. Einhundertprozentige Sicherheit kann es nie geben. Eine Begründung hat vor einigen Jahren mein amerikanischer Kollege, David Eddy, formuliert: Zitat: „Ärzte irren, weil sie täglich Entscheidungen auf der Basis inadäquater Information treffen müssen."

Und es stimmt ja auch: In unseren Rettungsstellen und auf den Stationen müssen Ärzte mitunter in Sekunden über möglicherweise lebensrettende Maßnahmen entscheiden – manchmal bei ihnen völlig unbekannten Patienten. Bemerkenswert ist, wie selten sie dabei irren.

Dies gilt umso mehr, als die schieren Behandlungszahlen in einer Gesellschaft des langen Lebens mit immer mehr multimorbiden Patienten seit Jahren nach oben gehen. Für das Statistikjahr 2017 meldet das Statistische Bundesamt 19,5 Millionen Behandlungsfälle in den Krankenhäusern. Hinzu kommen rund eine Milliarde Arztkontakte jährlich in den Praxen. Gemessen an dieser enormen Gesamtzahl der Behandlungsfälle liegt die Zahl der festgestellten Fehler Gott sei Dank auch in diesem Jahr wieder im Promillebereich. Das gilt nicht nur für unsere Zahlen, die Ihnen Herr Dohmgleich vorstellen wird. Das gilt auch für die von Seiten der Krankenkassen Jahr für Jahr ermittelten Daten. Die Wahrscheinlichkeit, dass Patienten durch einen Behandlungsfehler zu Schaden kommen, ist nach allen Daten, die uns zur Verfügung stehen, extrem gering.

Damit Behandlungsfehler auch weiterhin die absolute Ausnahme bleiben und möglichst gar nicht vorkommen, setzen wir uns dafür ein, dass Ärztinnen und Ärzte aus Fehlern lernen.

Wir erfassen zu Fortbildungszwecken und zur Fehlerprävention die bei den Gütestellen der Ärztekammern registrierten Behandlungsfehlerdaten mit Hilfe unseres Medical Error Reporting Systems. Das heißt: Wir verwalten diese Daten nicht nur.

Wir machen sie zur Grundlage für einen effektiven Patientenschutz!

Das mache ich gerne an unserem Beispiel „Kommunikation" konkret: Ein Blick in die Fortbildungsdatenbank der Bundesärztekammer zeigt: Allein in den ersten drei Monaten dieses Jahres wurden mehr als 130 von den Ärztekammern zertifizierte Fortbildungsmaßnahmen zur besseren Kommunikation zwischen Ärzten sowiezwischen Ärzten und Patienten angeboten. Im Jahresverlauf werden es mehr als 1.000 sein.„Grundkurs Patientenzentrierte Kommunikation", „Kommunikation mit dem unzufriedenen Patienten", „Kommunikation in hierarchischen Systemen" – so lauten nur einige Veranstaltungstitel.

Andere Fehlerpräventionsverfahren wie Qualitätszirkel, Peer-Reviews aber auch Konsile, Tumorkonferenzen oder Morbiditäts- und Mortalitätskonferenzen gehören ebenfalls zum ärztlichen Alltag. Daneben unterstützt das Ärztliche Zentrum für Qualität, eine gemeinsame Einrichtung von Bundesärztekammer und Kassenärztlicher Bundesvereinigung, mit gezielten Projekten die Qualitätssicherung der ärztlichen Berufsausübung. Schwerpunkte sind die Förderung der evidenzbasierten Medizin, die Erarbeitung von Versorgungsleitlinien sowie der Betrieb des nationalen Fehlerlernsystems CIRSmedical.de.

Meine Damen und Herren, trotz dieser Anstrengungen werden sich Fehler nicht gänzlich vermeiden lassen. Umso wichtiger ist es, dass Patienten nach einem vermuteten Behandlungsfehler nicht allein gelassen werden.

Und damit sind wir zum Abschluss wieder bei dem Thema „Kommunikation".

Es ist hinlänglich bekannt, dass bei unerwünschten Ereignissen und Behandlungsfehlern eine gute Kommunikation und ein professioneller Umgang mit den Betroffenen von besonderer Bedeutung sind. Wir unterstützen Ärzte deshalb dabei, nach einem Fehler schnell das Gespräch mit den betroffenen Patienten zu suchen. Damit kann verhindert werden, dass zu den körperlichen Beeinträchtigungen auch noch psychische Traumata kommen.

Verantwortungsvoller Umgang mit einem vermuteten Behandlungsfehler bedeutet für uns auch, dass wir niedrigschwellige rechtliche Hilfestellung leisten. Denn natürlich sind Patientenbei der Aufklärung eines möglichen Behandlungsfehlers auf die ärztliche Expertise angewiesen.

Die Gutachterkommissionen und Schlichtungsstellen sind bewährte Einrichtungen bei den Landesärztekammern, an die sich jeder Patient, der einen Behandlungsfehler vermutet, wenden kann. Es gibt wenige vergleichbare Einrichtungen, die den Patienten ein derartiges gebührenfreies Angebot der Begutachtung und Schlichtung unterbreiten.

Aber natürlich gibt es nichts, was man nicht noch besser machen könnte. Wie Sie wissen, weichen die Verfahrensweisen der Gutachterkommissionen und Schlichtungsstellen in unserem föderalen System von Land zu Land leicht voneinander ab. Das ändert nichts an der hohen Qualität ihrer Arbeit. Wir glauben aber, dass eine Harmonisierung der Verfahren die Akzeptanz der Stellen bei Patienten und Ärzten weiter steigern könnte.

Eine mit Vertretern aus allen Gutachterkommissionen und Schlichtungsstellen besetzte Arbeitsgruppe hat deshalb Vorschläge zur Vereinheitlichung der Verfah-rensweisen ausgearbeitet. Der Vorstand der Bundesärztekammer hat nun einstimmig einer einheitlichen Rahmenverfahrensordnung für die Gutachterkommissionen und Schlichtungsstellen zugestimmt. Und die Landesärztekammern sind gebeten, diese umzusetzen. Ich glaube, wir sind damit auf einem guten Weg, die außergerichtliche Streitbeilegung in Deutschland weiter voran zu bringen.

1. Das Wichtigste zu Schmerzensgeld & Schmerzensgeldtabellen

Unfallverletzungen, Mobbing, Freiheitsentzug sowie andere aufgrund von Vorsatz oder Fahrlässigkeit erlittene physische oder psychische Schäden lösen einen Anspruch auf Schmerzensgeld aus, den Geschädigte vom Verursacher einfordern können. Dafür ist zweifelsfrei nachzuweisen, dass die Schäden Folge des Schadensereignisses sind, und eine angemessene Schmerzensgeldhöhe festzulegen. Dabei helfen sogenannte Schmerzensgeldtabellen, die von Versicherungen und Gerichten zur Orientierung herangezogen werden.

KOSTENTIPP

Konnte der Geschädigte erfolgreich Schmerzensgeld einfordern, übernimmt der Schädiger sämtliche Anwalts- und Gerichtskosten, die im Rahmen der Einforderung angefallen sind.

Der Geschädigte muss dabei seinen Schmerzensgeldanspruch durch eine umfassende Dokumentation des Unfallhergangs bzw. der Rechtsverletzung,

ärztliche Bescheinigungen,

Belege für die Schuld des Schädigers sowie

ggf. Zeugenaussagen zur Ursache der Verletzungen sowie Beeinträchtigung des Geschädigten in Alltag und Beruf eindeutig nachweisen, um Schmerzensgeld durchsetzen zu können.

Das Schmerzensgeld ist dann innerhalb von drei Jahren einzufordern. Diese Frist beginnt mit Ende des Jahres, in dem es zum Schadensereignis kam und Kenntnis über Schäden und Schädiger erlangt wurde. Diese Verjährungsfrist kann durch einen Feststellungsantrag bei Gericht auf maximal 30 Jahre verlängert werden, um sich einen Schmerzensgeldanspruch auch für noch nicht absehbare Folgeschäden sichern zu können.

Unsere Schwerpunkt-Beiträge zum Schmerzensgeld:

Ausführlichere Informationen zu allen relevanten gesetzlichen Regelungen zum Schmerzensgeld, dessen Voraussetzungen und den juristischen Optionen zu dessen Durchsetzung haben wir Ihnen in folgenden Schwerpunkt-Beiträgen zusammengestellt:

Schmerzensgeld,
Schmerzensgeldanspruch,
Schmerzensgeld beantragen und
Schmerzensgeld einklagen.

Auch wenn ein berechtigter Anspruch besteht, so kann eine zu hohe Schmerzensgeldforderung vor Gericht als versuchte Bereicherung gewertet werden – im schlimmsten Fall würde man so seinen Anspruch auf Schmerzensgeld verwirken. Sogenannte Schmerzensgeldtabellen bieten in diesem Zusammenhang eine wichtige Orientierungsgrundlage für eine angemessene Schmerzensgeldhöhe. Welche Schmerzensgeldtabellen es genau gibt, was man aus ihnen ablesen kann und welche Fallstricke mit ihnen verbunden sind, erläutern wir Ihnen im nächsten Kapitel.

2. Die Schmerzensgeldtabelle – eine wichtige Orientierungsgrundlage

Jedes Schadensereignis ist individuell und die daraus resultierenden Schäden lassen sich deshalb nur schwer konkret beziffern. Eine erste Orientierungsgrundlage bieten in diesem Zusammenhang Schmerzensgeldtabellen, in denen alle Gerichtsurteile zu Schmerzensgeldern bei den verschiedensten Schadensfällen gesammelt werden.

Beim Rückgriff auf Schmerzensgeldtabellen sollten allerdings folgende Fallstricke beachtet werden:

Schmerzensgeldtabellen sind nicht bindend: Die in diesen Tabellen ausgewiesenen Schmerzensgelder für die verschiedensten immateriellen Schäden sind nicht bindend, sondern dienen Geschädigten, Versicherungen und Gerichten lediglich als Orientierung. So kann die Versicherung der Gegenseite die Auszahlung eines Schmerzensgeldes dennoch verweigern, wenn sie nach Prüfung der Geschehnisse die Forderung als überhöht beurteilt.

Schmerzensgeldtabellen berücksichtigen keine Inflation: In Schmerzensgeldtabellen wird die Inflation nicht berücksichtigt. Die Bemessung von Schmerzensgeldern auf Grundlage solcher Tabellen ist deshalb immer vergangenheitsbezogen und kann die aktuell gerechtfertigte Höhe der Entschädigung deshalb nicht genau widerspiegeln. Volle Sicherheit bei der Bestimmung einer angemessenen Schmerzensgeldforderung gibt es daher nicht.

Angemessenes Schmerzensgeld :

Eine rechtssichere Bestimmung eines Schmerzensgeldanspruchs kann ein erfahrener und spezialisierter Anwalt sicherstellen. Dieser prüft den individuellen Schadensfall, kann auf Basis der vorliegenden Befunde das Ausmaß der Verletzungen absehen und unter Berücksichtigung der aktuellen Rechtsprechung eine angemessene Schmerzensgeldsumme bestimmen. So stellt er sicher, dass die Forderung von der Gegenseite nicht zurückgewiesen wird. Sollte eine außergerichtliche Einigung mit dem Schädiger bzw. dessen Versicherung nicht möglich sein, kann ein Anwalt mit zielführender juristischer Strategie und Beweisführung das Schmerzensgeld schnell und unkompliziert gerichtlich durchsetzen. ?Schildern Sie dafür bitte hier Ihr Anliegen.

3. Schmerzensgeldtabellen

Geschädigte, Gerichte und Versicherungen können auf die folgenden in der Rechtspraxis anerkannten Urteilssammlungen zurückgreifen, um die mögliche Schmerzensgeldsumme zu bestimmen:

Beck'sche Schmerzensgeldtabelle: Diese von Rechtsanwalt Andreas Slizyk gepflegte

Schmerzensgeldtabelle unterscheidet Schadensfälle nach Verletzungsart, alltäglichen sowie besonderen Verletzungen und ist online verfügbar.

Schmerzensgeldtabelle Hacks Ring Böhm: Die vom ADAC herausgegebene Schmerzensgeldtabelle ist lediglich als Buch erhältlich.

Celler Schmerzensgeldtabelle: Diese vom Oberlandesgericht (OLG) Celle verantwortete Schmerzensgeldtabelle ist online zugänglich.

In den folgenden Abschnitten haben wir für verschiedenste Schadensfälle und Rechtsverletzungen beispielhafte Schmerzensgeldtabellen zusammengestellt, um Ihnen einen ersten Überblick über mögliche Schmerzensgelder zu geben.

3.1 Schmerzensgeldtabellen für Verkehrsunfälle

Schmerzensgeldtabelle Auffahr- und Autounfall

Verletzung

Schmerzens-geld

Urteil

Schleudertrauma, ISG-Blockade, Verletzung der Lendenwirbel

2.000 Euro

AG München, 2013

HWS-Distorsion 1. Grades, einmonatige Arbeitsunfähigkeit, fast dreijähriger Heilungsprozess

4.000 Euro

OLG Nürnberg, 2000

HWS-Distorsion 1. Grades, Cervikalsyndrom, fortwährende Schwindel-attacken, dreiwöchige stationäre Behandlung, fünfmonatige Arbeitsunfähigkeit

6.000 Euro

OLG Saarbrücken, 2005

Bruch zweier Wirbel

10.000 Euro

LG Coburg, 2009

Dauerhafter, mittelschwerer rechtsseitiger Tinnitus

12.000 Euro

OLG Naumburg, 2013

Um durch eine zu hohe Schmerzensgeldforderung Ihren Anspruch nicht zu gefährden, sollte ein erfahrener und spezialisierter Anwalt Ihren individuellen Einzelfall prüfen, um ein angemessenes Schmerzensgeld zu bestimmen und durchzusetzen. Haben Sie übrigens einen rechtmäßigen Anspruch auf Schmerzensgeld nach einem Auffahr- und Autounfall und setzen diesen erfolgreich durch, übernimmt die Gegenseite sämtliche Anwalts- und Gerichtskosten. Hier Fall schildern & Anspruch prüfen lassen.

Nasenbeinbruch, Schlüssel-beinbruch, Rippenbruch, Ausrenkung des Schultergelenks, Pneumothorax, Nierenquetschung, zahlreiche Prellungen, Schürfwunden, Riss- und Platzwunden

15.000 Euro

OLG Karlsruhe, 2012

Schweres Schleudertrauma sowie Nasenbeinbruch, Schürf- und Schnittwunden, zahlreiche Prellungen

30.000 Euro

OLG Schleswig-Holstein, 2010

Schweres Schädel-Hirn-Trauma, appallisches Syndrom, 6 Monate Wachkoma

60.000 Euro

"Auch Ärzte machen mal was falsch"

OLG Naumburg, 2015

Polytrauma, zahlreiche schwerwie-gende und lebensgefähr-liche Verletzungen

250.000 Euro

OLG Karlsruhe, 2013

Schweres Schleuder-trauma und Wachkoma nach grob fahrlässigem Autounfall

500.000 Euro

OLG Oldenburg, 2014

Schmerzensgeldtabelle Fahrradunfall

Verletzung

Schmerzens-geld

Urteil

Schulterverletzung nach Sturz durch grundloses Hupen

200 Euro

AG Frankfurt, 2007

Speichen- und Ellenbruch

6.500 Euro

OLG Koblenz, 2012

Offener Unterschenkel-trümmerbruch und Daumenfraktur

7.500 Euro

OLG Oldenburg, 2005

Um durch eine zu hohe Schmerzensgeldforderung Ihren Anspruch nicht zu gefährden, sollte ein erfahrener und spezialisierter Anwalt Ihren individuellen Einzelfall prüfen, um ein angemessenes Schmerzensgeld zu bestimmen und durchzusetzen. Haben Sie übrigens einen rechtmäßigen Anspruch auf Schmerzensgeld nach einem Fahrradunfall und setzen diesen erfolgreich durch, übernimmt die Gegenseite sämtliche Anwalts- und Gerichtskosten. Hier Fall schildern & Anspruch prüfen lassen.

Schienbeinbruch, Gehirnerschüt-terung, Prellungen und Schürfwunden

11.250 Euro

OLG Hamm, 2014

Unfallbedingte Beinverkürzung

25.000 Euro

KG Berlin, 2004

Schädel-Hirn-Trauma mit Dauerschäden

75.000 Euro

OLG Hamm, 2001

Schmerzensgeldtabelle Motorradunfall

Verletzung

Schmerzens-geld

Urteil

Prellung der linken Schulter

800 Euro

LG Detmold, 2016

Mittelhandfraktur,   Rippenbruch,
Hüftgelenks-prellung

3.000 Euro

OLG Koblenz, 2011

Schultergelenks-sprengung

5.500 Euro

OLG Schleswig-Holstein, 2012

Schwere Verletzung von Kniegelenk und
Kniescheibe

14.000 Euro

OLG Brandenburg, 2009

Distale Unterschenkel-amputation infolge schwerer Fußverletzung

45.000 Euro

OLG Nürnberg, 2013

Riss von Leber und Gallenblase

200.000 Euro

OLG Coburg, 2005

3.2 Schmerzensgeldtabelle Sport- und Arbeitsunfall

Verletzung

Schmerzens-geld

Urteil

"Auch Ärzte machen mal was falsch"

Sehnenriss im Oberarm

1.000 Euro

LG Schweinfurt, 2010

Rippenfraktur

3.500 Euro

LG Freiburg im Breisgau, 2014

Schwere Schulter- und Rückenverletz-ung nach
Skiunfall

40.000 Euro

LG Ravensburg, 2006

Schwere Knieverletzung nach Foulspiel

50.000 Euro

OLG Hamm, 2012

Um durch eine zu hohe Schmerzensgeldforderung Ihren Anspruch nicht zu gefährden, sollte ein erfahrener und spezialisierter Anwalt Ihren individuellen Einzelfall prüfen, um ein angemessenes Schmerzensgeld zu bestimmen und durchzusetzen. Haben Sie übrigens einen rechtmäßigen Anspruch auf Schmerzensgeld nach einem Sport- oder Arbeitsunfall und setzen diesen erfolgreich durch, übernimmt die Gegenseite sämtliche Anwalts- und Gerichtskosten. Hier Fall schildern & Anspruch prüfen lassen.

Auszubildender erleidet Hornhautver-letzung und Oberlidrand-verletzung am linken Auge aufgrund Treffers mit von Kollegen geworfenem Wuchtgewicht

25.000 Euro

LG Hessen, 2013

Elektromeister stürzt in Aufzugsschacht und erleidet Schädel-Hirn-Trauma 3. Grades,

Knochenbrüche, Wesensverände-rung sowie Nervenschädi-gungen mit Folgeerschei-nungen.

45.000 Euro

OLG Frankfurt, 2008

In Ausbildung befindliche Krankenschwes-ter infiziert sich bei Blutabnahme mit Hepatitis C, schweres Verschulden des ausbildenden Arztes

150.000 Euro

LAG Nürnberg, 2017

3.3 Schmerzensgeldtabelle Behandlungsfehler

Verletzung

Schmerzens-geld

Urteil

Brandblase am rechten Sprunggelenk aufgrund fehlerhaft durchgeführter Wärmebe-handlung durch Heilpraktiker

2.500 Euro

LG Bonn, 2015

Wundausbreitung im Fuß nach Operation

25.000 Euro

OLG Oldenburg, 2006

Nicht erkannter Minderwuchs bei 8-jährigem Mädchen

40.000 Euro

OLG Oldenburg, 2014

Krankenhauspa-tient infiziert sich aufgrund nicht beachteter Hygienevor-schriften mit multiresis-tenten Staphylokokken

40.000 Euro

OLG Hamm, 2013

Zu spät erkannter Bandscheiben-vorfall und fehlerhafte Behandlung

180.000 Euro

OLG Koblenz, 2009

Schwere Behinderung eines Kindes durch einen nicht rechtzeitig behandelten Wasserkopf

250.000 Euro

LG Aurich, 2005

Verletzung des Rückenmarks während einer Operation

250.000 Euro

LG Münster, 2018

Querschnittsläh-mung eines 12-jährigen nach misslungener HWS-Operation

400.000 Euro

LG Regensburg, 2015

Geburtsschaden mit Behinderung (100 %) eines Babys

700.000 Euro

OLG Frankfurt, 2014

3.4 Schmerzensgeldtabelle Mobbing

Verletzung

Schmerzens-geld

Urteil

Cybermobbing via Facebook mit Unterstellung der Homosexualität und Pädophilie

1.500 Euro

LG Memmingen, 2015

Demütigung der ethnischen Herkunft durch Rap-Video bei YouTube

5.000 Euro

LG Bonn, 2013

Systematische Persönlichkeitsverletzung vom Arbeitnehmer in 34 Fällen über ein Jahr hinweg

17.500 Euro

ArbG. Eisenach, 2005

Um durch eine zu hohe Schmerzensgeldforderung Ihren Anspruch nicht zu gefährden, sollte ein erfahrener und spezialisierter Anwalt Ihren individuellen Einzelfall prüfen, um ein angemessenes Schmerzensgeld zu bestimmen und durchzusetzen. Haben Sie übrigens einen rechtmäßigen Anspruch auf Schmerzensgeld aufgrund von Mobbing und setzen diesen erfolgreich durch, übernimmt die Gegenseite sämtliche Anwalts- und Gerichtskosten. Hier Fall schildern & Anspruch prüfen lassen.

Beleidigung, Auftragsentziehung, Verbot des Kundenkontakts, Gehaltskürzung durch den Arbeitgeber

24.000 Euro

LAG Hannover, 2005

Mobbing von Vorgesetztem zwecks der Beendigung des Arbeitsverhält-nisses

30.000 Euro

AG Cottbus, 2009

Mobbing durch nicht gerechtfertigte Aufgaben-entziehung und Degradierung des Arbeitnehmers

53.000 Euro

ArbG Leipzig, 2012

3.5 Schmerzensgeldtabelle Körperverletzung & Vergewaltigung

Verletzung

Schmerzensgeld

Urteil

Vergiftung einer Mieterin aufgrund Fußbodenreinigung mit zu hoch dosiertem chemischen Ölfleckenentferner

500 Euro

OLG Hamm, 2001

Messerstich-verletzung im Brustkorb, keine inneren Verletzungen

1.431,62 Euro

LG Heidelberg, 2000

5 x 5 cm große kahle Stelle am Hinterkopf aufgrund Verätzung nach missglückter Blondierung

5.000 Euro

LG Coburg, 2009

Bauch- und multiple Organverletz-ungen durch Stiche und Schlagver-letzungen (Teleskopschlag-stock)

20.000 Euro

LG Würzburg, 2015

Unterschenkel-frakturen, Schnittwunden, posttraumatische Belastungs-störung, Angst

75.000 Euro

LG Düsseldorf, 2010

Partnerin mit HIV infiziert, obwohl der Mann sich umfassend durchchecken lassen sollte, aber keinen HIV-Test machte

115.000 Euro

LG München, 2016

Sexueller Missbrauch von minderjährigem Kind durch Nachbarn der Großeltern

7.500 Euro

LG Osnabrück, 2010

Vergewaltigung mit ungewollter Schwangerschaft

20.000 Euro

LG Köln, 1992

Vergewaltigung eines Jungen durch den Stiefvater

50.000 Euro

LG Stuttgart, 2003

Schwere mehrfache Vergewaltigung schwangerer Schülerin

100.000 Euro

LG Wuppertal, 2013

3.6 Schmerzensgeldtabelle Unfalltod

Nach dem Tod eines Geschädigten haben dessen Angehörige in der Regel keinen Anspruch auf Schmerzensgeld. Erleiden sie jedoch nachweislich aufgrund des plötzlichen Todes einen Schockschaden, kann im Einzelfall die Geltendmachung von Schmerzensgeld möglich sein.

Verletzung

Schmerzensgeld

Urteil

67-jähriger Ehemann stirbt bei Dialysebe-handlung

5.000 Euro

OLG Hamm, 2016

Tod des Ehemanns durch Sturz von Balkon
während der Urlaubsreise

6.500 Euro

OLG Köln, 2006

22-jähriger Sohn stirbt aufgrund von
Messerattacke

7.500 Euro

OLG Oldenburg, 2015

Tod der an schwerer Demenz erkrankten
Ehefrau nach Sturz im Altersheim

8.000 Eur

OLG Zweibrücken, 2006

Unfalltod eines 11-jährigen Kindes bei Benutzung einer Wasserrutsche

73.000 Euro

OLG Köln, 2005

Ehefrau stirbt wegen nicht erkannter Krebserkrankung

100.000 Euro

OLG Hamm, 2015

3.7 Schmerzensgeldtabelle Verletzung der Persönlichkeitsrechte & Freiheitsentzug

Verletzung

Schmerzensgeld

Urteil

Verweigerter Einlass in Disko wegen dunkler Hautfarbe

900 Euro

OLG Stuttgart, 2011

Psychiater gibt Gutachten über psychische Erkrankung des Ehemannes ohne dessen Einwilligung an Ehefrau weiter

5.000 Euro

LG München, 2008

Heimliche Observation eines Arbeitnehmers auf der Arbeit über einen Zeitraum von 20 Arbeitstagen

10.000 Euro

LAG Rheinland-Pfalz, 2017

Ex-Freund stellt Nacktfotos seiner ehemaligen Freundin unter Nennung ihres Namens, Anschrift und ihrer Telefonnummer in Internet-Tauschbörse zum Download bereit

25.000 Euro

LG Kiel, 2006

Reißerischer Artikel über Ehefrau eines Mordverdäch-tigen, Angabe des Alters, Berufs, fast vollständigen Namens, Wohnort sowie Beschreibung des Klingelschildes

50.000 Euro

LG München, 2008

Bauer wird bei der Verrichtung seiner Arbeit von Polizeibeamten gewaltsam festgenommen, Freiheitsentzug für einen Tag

3.000 Euro

LG Lüneburg, 2007

Unterbringung in psychiatrischer Klinik aufgrund grob fahrlässig erstellten Gutachtens

25.000 Euro

OLG Karlsruhe, 2015

Unzulässige Sicherheitsver-wahrung

73.000 Euro

LG Karlsruhe, 2012

Verurteilung zu mehrjähriger Freiheitsstrafe aufgrund falschen Gutachtens

150.000 Euro

OLG Frankfurt a. M., 2007

Mehrjährige rechtswidrige Unterbringung in psychiatrischer Klinik aufgrund grob fahrlässig erstellten Gutachtens

500.000 Euro

LG Karlsruhe, 2012

3.8 Schmerzensgeldtabelle Tierunfall

Verletzung

Schmerzens-geld

Urteil

Bluterguss nach Biss

300 Euro

LG Krefeld, 2011

Biss in linken Unterschenkel und linke Hand

1.000 Euro

AG Würzburg, 2011

Besucherin eines Wohnungsmieters wird vom Hund beim Streicheln in Unterarm und Gesicht gebissen

2.000 Euro

AG Tiergarten, 2012

Blutvergiftung nach Biss

2.000 Euro

AG München, 2011

Biss in rechte Hand

2.500 Euro

AG Frankfurt a. M., 2017

Sturz infolge Anspringens eines fremden Hundes

4.000 Euro

LG München, 2013

Kundin stürzt aufgrund Hundes der Ladeninhaberin und erleidet vier komplizierte Brüche im Oberarm

7.000 Euro

LG Coburg, 2012

Brustverletzung sowie Verletzung an Unterarm, Schulter und Hand

39.994,78 Euro

LG Duisburg, 2006

"Auch Ärzte machen mal was falsch"

Das sagen die Gerichte

Nachfolgend wollen wir Ihnen kurz einige Urteile aus dem Bereich der Behandlungsfehler vorstellen um die Tendenzen der Gerichte besser verstehen zu können.

Das Oberlandesgericht Köln stellte in seinem Urteil vom 13.06.2012 einen Behandlungsfehler fest. Auf Grund einer fehlerhaften Behandlung kam es zu einer Entzündung, einem verzögerten Heilungsverlauf und einer Folgeoperation. Das Gericht hielt ein Schmerzensgeld in Höhe von 4.000 Euro für angemessen.

Das Kammergericht Berlin stellte in einem Urteil vom 13.10.2014 einen groben Verstoß gegen die ärztliche Kunst fest und verurteilte den Behandler zu einem Schmerzensgeld in Höhe von 6.000 Euro. Im Fall nähte der Arzt eine Wunde mit sieben Stichen, ohne eine entsprechende Betäubung vorzunehmen.

Das Oberlandesgericht München stellte in seiner Entscheidung vom 22.08.2013 einen einfachen Behandlungsfehler fest, als Ärzte ein Bauchtuch nach einer Operation im Bauchraum vergessen haben. Infolge dessen kam es zu Schmerzen und Unwohlsein sowie einer weiteren Operation. Das Gericht hielt ein Schmerzensgeld in Höhe von 8.500 Euro für angemessen.

Das Oberlandesgericht Braunschweig stellte in seinem Urteil vom 30.12.2010 einen groben Behandlungsfehler fest, als eine Hausärztin eine Darmkrebserkrankung übersah, in Folge dessen die Patientin später verstarb. Das Gericht hielt ein Schmerzensgeld in Höhe von 100.000 Euro für gerechtfertigt.

Das Oberlandesgericht Hamm stellte in seinem Urteil vom 17.03.2015 einen groben Behandlungsfehler fest, als Ärzte verspätet eine Notsektio durchführten. In Folge dessen erlitt ein Baby schwere gesundheitliche Schäden. Das Gericht hielt ein Schmerzensgeld in Höhe von 300.000 Euro für angemessen.

Das Oberlandesgericht Köln stellte in einem Urteil vom 18.02.2015 einen einfachen Behandlungsfehler fest, als ein Hausarzt eine Krankenhauseinweisung unterließ, obwohl Anzeichen für dessen Notwendigkeit vorlagen. Nach Ansicht des Gerichts hätte der Behandler auf die Krankenhauseinweisung hinwirken müssen.

Das Gericht hielt dafür ein Schmerzensgeld in Höhe von 2.000 Euro für angemessen.

Das Oberlandesgericht Hamm stellte in einem Urteil vom 11.11.2016 – 26 U 111/15 – im Falle einer Frau, welche in Folge einer Fehlbehandlung querschnittsgelähmt wurde einen groben Behandlungsfehler fest. Auf Grund dessen hielt das Gericht einen Schadensersatz in Höhe von 400.000 Euro für angemessen.

Das Oberlandesgericht Jena, stellte in einem Urteil vom 23.05.2007 im Falle einer Frau, welche an den Folgen einer nicht erkannten Krebserkrankung verstarb einen groben Behandlungsfehler fest. Auf Grund dessen hielt das Gericht ein Schmerzensgeld von 100.000 Euro für angemessen.

Das Oberlandesgericht Hamm stellte in einem Urteil vom 04.04.2017 mehrere Behandlungsfehler fest, in Folge dessen ein Kind durch eine verspätet durchgeführte Sectio einen schweren hypoxischen Hirnschaden erlitt. Auf Grund dessen hielt es ein Schmerzensgeld in Höhe von 250.000 Euro für angemessen. Das Gericht bewertet die Behandlungsfehler als grob.

Tipp: juristisch-fundierte Analyse Ihres Schmerzensgeldanspruches

Sind immaterielle Schäden wie Verletzungen Folge eines Schadensereignisses, besteht unter Umständen ein Anspruch auf Schmerzensgeld. Um diesen außergerichtlich oder gerichtlich durchsetzen zu können, sind u. a. eine zweifelsfreie Dokumentation von Schäden und Schadensursache sowie die korrekte Bestimmung einer angemessenen Höhe des Schmerzensgeldes von grundlegender Bedeutung. Vor allem die Berechnung des Schmerzensgeldes ist sehr komplex, da jedes Schadensereignis und die daraus resultierenden Schäden individuell zu betrachten sind. Zwar bieten Schmerzensgeldtabellen eine erste Orientierung, dennoch müssen zahlreiche weitere Faktoren bezüglich des Schmerzensgeldes berücksichtigt werden, die sich oftmals nur Ärzten, Sachverständigen und Richtern erschließen. Dadurch besteht das Risiko, dass durch ein zu hoch angesetztes Schmerzensgeld der Anspruch darauf verwirkt wird.

Ein erfahrener und spezialisierter Anwalt kann in diesem Zusammenhang eine zweifelsfreie Dokumentation und Beweisführung von Schäden und Schadensursache sowie die korrekte und alle individuellen Einflussfaktoren berücksichtigende Bestimmung des Schmerzensgeldes sicherstellen. Zudem kann er eine zielführende juristische Strategie für die Verhandlungen mit der Gegenseite oder vor Gericht entwickeln, welche die schnelle und unkomplizierte Durchsetzung Ihres Schmerzensgeldanspruches gewährleistet.

Einzelnachweise

BGH, Urteil vom 25. Oktober 2011 – VI ZR 139/10

BGH, Urteil vom 20. September 2011 – VI ZR 55/09

Giovanni Maio: Kunstfehler. In: Werner E. Gerabek, Bernhard D. Haage, Gundolf Keil, Wolfgang Wegner (Hrsg.): Enzyklopädie Medizingeschichte. De Gruyter, Berlin/New York 2005, ISBN 3-11-015714-4, S. 814.

G. Heberer und L. Schweiberer, Indikation zur Operation (PDF; 1,8 MB), Springer Verlag 2. Auflage (1981) ISBN 3-540-10385-6

Institute of Medicine (Memento des Originals vom 2. Juli 2006 im Internet Archive) i Info: Der Archivlink wurde automatisch eingesetzt und noch nicht geprüft. Bitte prüfe Original- und Archivlink gemäß Anleitung und entferne dann diesen Hinweis.

Bundesärztekammer, Glossar Qualitätssicherung (Memento des Originals vom 4. Februar 2013 im Internet Archive) i Info: Der Archivlink wurde automatisch eingesetzt und noch nicht geprüft. Bitte prüfe Original- und Archivlink gemäß Anleitung und entferne dann diesen Hinweis.

Leitlinien sind nicht dem medizinischen Standard gleichzusetzen, Dtsch Arztebl 2008; 105(37): A-1937 / B-1665 / C-1629

BDIZ (Hrsg.) Gutachterhandbuch Implantologie, 1. Auflage 2002 ISBN 3-929851-90-3- Breisach: Med. Verl.- und Informationsdienste 2002

K. Müller: Haftungsproblematik Kap. 5.2.+5.3. Oktober 2003 in: Aktueller Stand der zahnärztlichen Implantologie, Hrsg. H.J. Hartmann, Spitta Verlag 2000, ISBN 3-921883-23-7

Martin Hansis, Leitender Arzt beim Medizinischen Dienst der Spitzenverbände der Krankenkassen in Deutsches Ärzteblatt, S. 453 (2002)

Broschüre: Aus Fehlern lernen, Deutsches Ärzteblatt (PDF; 452 kB)

Mediziner wollen aus Behandlungsfehlern besser lernen. (Seite nicht mehr abrufbar, Suche in Webarchiven) i Info: Der Link wurde automatisch als defekt markiert. Bitte prüfe den Link gemäß Anleitung und entferne dann diesen Hinweis.

Jeder Fehler zählt: Fehlerberichts- und Lernsysteme für Ärzte. (Memento des Originals vom 18. September 2012 im Internet Archive) i Info: Der Archivlink wurde automatisch eingesetzt und noch nicht geprüft. Bitte prüfe Original- und Archivlink gemäß Anleitung und entferne dann diesen Hinweis.

Jeder Zahn zählt: Fehlerberichts- und Lernsysteme für Zahnärzte.

Aktionsbündnis Patientensicherheit

Bundesverfassungsgericht – Urteil vom 6. Dezember 2005 (AktZ.:1 BvR 347/98)

Reden ist Gold (Memento des Originals vom 4. Juli 2012 im Internet Archive) i Info: Der Archivlink wurde automatisch eingesetzt und noch nicht geprüft. Bitte prüfe Original- und Archivlink gemäß Anleitung und entferne dann diesen Hinweis. (PDF; 870 kB)

Medizin in Deutschland – Fast 3.900 Behandlungsfehler bundesweit. In: Süddeutsche Zeitung vom 18. April 2007

T. Gerst, E. Richter-Kuhlmann: Bemühungen um Trasnparenz: Deutsches Ärzteblatt 2014, Jahrgang 111, Ausgabe 26 vom 27. Juni 2014, Seiten A1192-A1193

Jennifer Litters: Weiterhin viele Behandlungsfehler – Hüfte und Knie: Hier gibt es die meisten OP-Pannen. In: Focus Online. Abgerufen im 11. November 2014.

Kohn LT, Corrigan JM, Donaldson MS (eds.) To err is human. Building a safer health system. Washington, DC: National Academy Press, 1999.

Leape LL, Berwick DM. Safe health care: are we up to it? Br Med J 2000;320:725-6.

Reducing error. Improving Safety. Schwerpunktheft Br Med J 2000;320(7237).

MDS: Behandlungsfehlerstatistik des MDK 2011 (Memento des Originals vom 9. Dezember 2012 im Internet Archive) i Info: Der Archivlink wurde automatisch eingesetzt und noch nicht geprüft. Bitte prüfe Original- und Archivlink gemäß Anleitung und entferne dann diesen Hinweis.

MDS: Behandlungsfehlerstatistik des MDK 2012 (Memento des Originals vom 26. Juni 2013 im Internet Archive) i Info: Der Archivlink wurde automatisch eingesetzt und noch nicht geprüft. Bitte prüfe Original- und Archivlink gemäß Anleitung und entferne dann diesen Hinweis. (PDF; 950 kB), S. 6, Essen, München Mai 2013

MDS: Behandlungsfehlerstatistik des MDK 2012 (Memento des Originals vom 26. Juni 2013 im Internet Archive) i Info: Der Archivlink wurde automatisch eingesetzt und noch nicht geprüft. Bitte prüfe Original- und Archivlink gemäß Anleitung und entferne dann diesen Hinweis. (PDF; 950 kB), S. 4 f

Bundeszahnärztekammer, Behandlungsfehler-Begutachtung in Beziehung zu den tatsächlichen Behandlungsfällen auswerten (Memento des Originals vom 7. April 2014 im Internet Archive) i Info: Der Archivlink wurde automatisch eingesetzt und noch nicht geprüft. Bitte prüfe Original- und Archivlink gemäß Anleitung und entferne dann diesen Hinweis. (PDF; 96 kB)

How Many Deaths Are Due to Medical Error? Getting the Number Right. Effective Clinical Practice, November/December 2000.. 2000. Archiviert vom Original am 18. Mai 2014. i Info: Der Archivlink wurde automatisch eingesetzt und noch nicht geprüft. Bitte prüfe Original- und Archivlink gemäß Anleitung und entferne dann diesen Hinweis.

Data and Statistics – HAI – CDC

John T. James: A New, Evidence-based Estimate of Patient Harms Associated with Hospital Care. In: Journal of Patient Safety. 9, Nr. 3, September 2013, S. 122–128. doi:10.1097/PTS.0b013e3182948a69. Abgerufen im 23. April 2015.

Errors kill 15,000 aged patients a month: study. Reuters. 2010.

Number of malpractice suits per year. Numberof.net. 2010. Archiviert vom Original am 8. Juli 2010. i Info: Der Archivlink wurde automatisch eingesetzt und noch nicht geprüft. Bitte prüfe Original- und Archivlink gemäß Anleitung und entferne dann diesen Hinweis.

Bundesärztekammer: Gutachterkommissionen und Schlichtungsstellen bei den Ärztekammern (Memento des Originals vom 18. September 2012 im Internet Archive) i Info: Der Archivlink wurde automatisch eingesetzt und noch nicht geprüft. Bitte prüfe Original- und Archivlink gemäß Anleitung und entferne dann diesen Hinweis.

Anlagen 6, 9, 10a, 10b, 12 und 14 zum Bundesmanteltarifvertrag – Zahnärzte (BMV-Z), zum Beispiel § 4 der Anlage 12

Gesetz zur Stärkung der Heil- und Hilfsmittelversorgung (Heil- und Hilfsmittelversorgungsgesetz – HHVG)

Entwürfe und Begründungen: Gesetz zur Stärkung der Heil- und Hilfsmittelversorgung (Heil- und Hilfsmittelversorgungsgesetz – HHVG). Deutscher Bundestag. Abgerufen im 16 März. 2017.

Deutscher Bundestag Drucksache 18/11205: Beschlussempfehlung und Bericht des Ausschusses für Gesundheit (14. Ausschuss) zu dem Gesetzentwurf der Bundesregierung – Drucksache 18/10186 – "Entwurf eines Gesetzes zur Stärkung der Heil- und Hilfsmittelversorgung (Heil- und Hilfsmittelversorgungsgesetz – HHVG). Deutscher Bundestag. S. 62. 15. Februar 2017. Abgerufen am 16. März 2017.

Celler Schmerzensgeldtabelle

BGH, ständige Rechtsprechung, Senatsbeschluss vom 30. September 2003 – VI ZR 78/03 – VersR 2004, 219

Beck'sche Schmerzensgeldtabelle online

BGH, Urteil vom 11, Juni 1996, Az. VI ZR 172/95, Volltext = VersR 1996, 1148

Jurion: BGH, 21. Juli 1998, VI ZR 15/98

BGH, Urteil vom 25. Oktober 2011, Az. VI ZR 139/10, Volltext

OLG Hamm, Urteil vom 12. Dezember 2001, Az. 3 U 119/00.

BGH, Urteil vom 27. April 2004, Az. VI ZR 34/03, Volltext = VersR 2004, 909

BGH Urteil vom 28. Juni 1988 (VI R 217/87)

BGH Urteil, in VersR 1991, 467 ff.

BGH Urteil, NJW 2007,1682 ff.

OLG Koblenz (Beschlüsse vom 27. Juni und 27. August 2012; Az.: 5 U 1510/11) (Memento des Originals vom 17. Oktober 2015 im Internet Archive) i Info: Der Archivlink wurde automatisch eingesetzt und noch nicht geprüft. Bitte prüfe Original- und Archivlink gemäß Anleitung und entferne dann diesen Hinweis., abgerufen am 14. September 2012

Jurion: BGH VI ZR 170/88

BGH, Urteil vom 31. Oktober 2000, VI ZR 198/99, veröffentlicht in BGHZ 145, 358

Bayerische Landesärztekammer, Heilberufe-Kammergesetz (PDF; 235 kB)

KZV Baden-Württemberg Disziplinarordnung (Seite nicht mehr abrufbar, Suche in Webarchiven) i Info: Der Link wurde automatisch als defekt markiert. Bitte prüfe den Link gemäß Anleitung und entferne dann diesen Hinweis.

KV Nordrhein Disziplinarordnung (Memento des Originals vom 8. Oktober 2014 im Internet Archive) i Info: Der Archivlink wurde automatisch eingesetzt und noch nicht geprüft. Bitte prüfe Original- und Archivlink gemäß Anleitung und entferne dann diesen Hinweis. (PDF; 42 kB)

Zulassungsverordnung für Vertragszahnärzte
Zulassungsverordnung für Vertragsärzte
Franka Welz, ARD-Hauptstadtstudio

Häufigste Fehldiagnosen bei Knie- und Hüftgelenksarthrosen, Oberschenkelfrakturen und Bandscheibenschäden